BIOENERGETIK
Lebensenergic frcisctzen

Durch Arbeit
mit dem Körper
zu seelischer
Ausgeglichenheit.

Das GU Übungs-
buch für Anfänger.

Richard Hoffmann
Dr. Ulrich Gudat

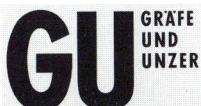

GU GRÄFE
UND
UNZER

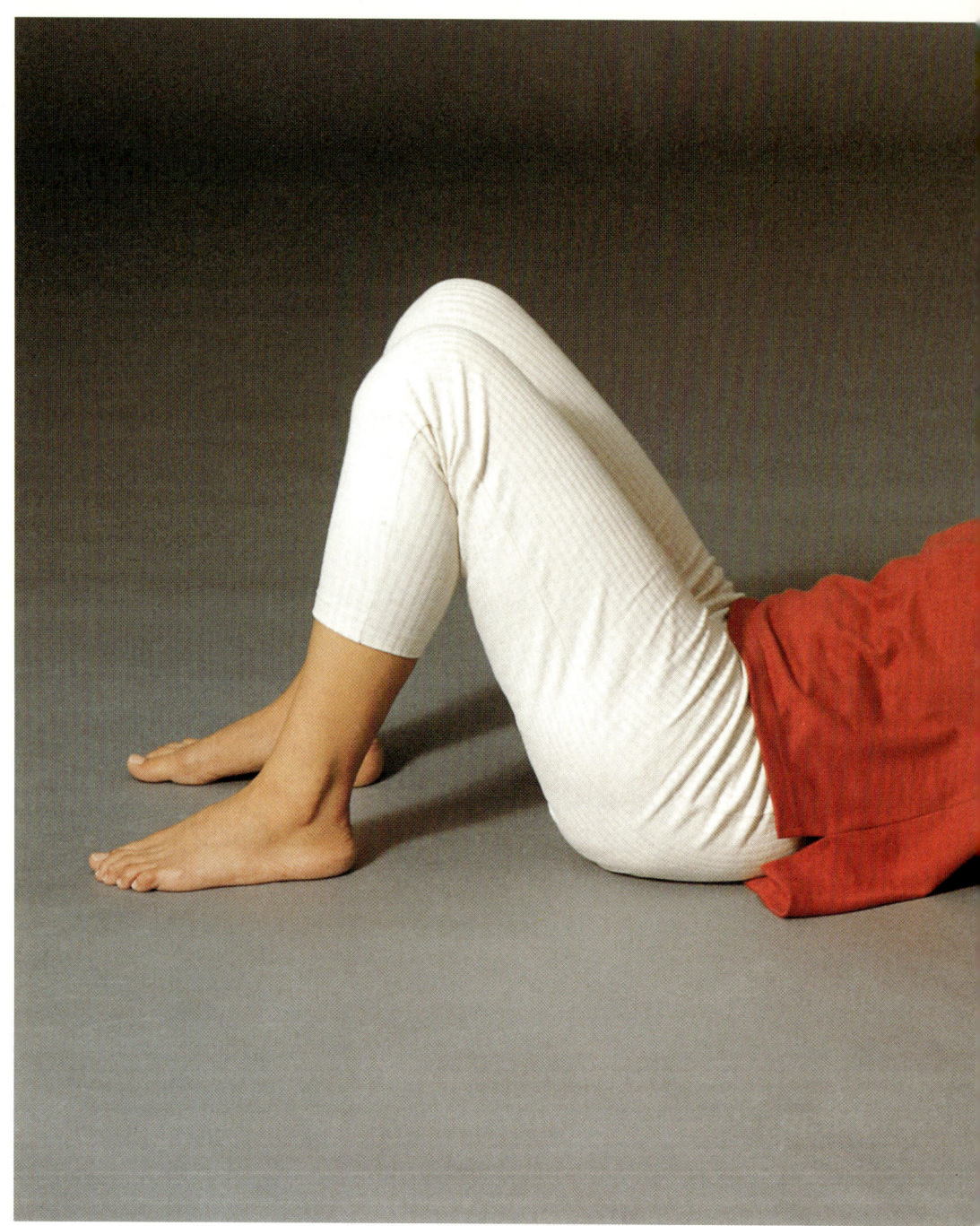

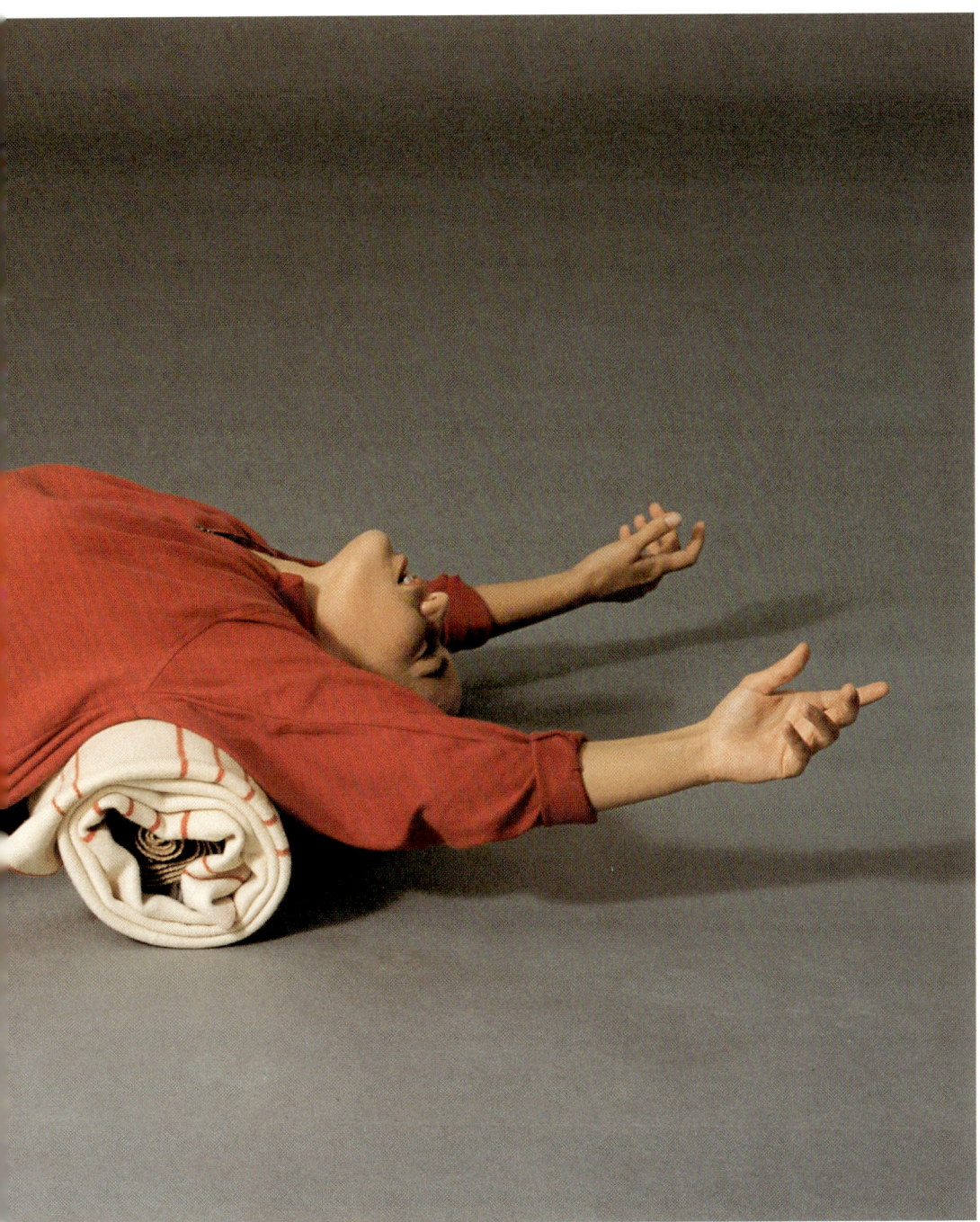

Wichtiger Hinweis

Dieses Buch vermittelt Ihnen einen Zyklus einfacher bioenergetischer Übungen, die auch von Anfängern ausgeführt werden können.
Die Übungen stammen überwiegend von Alexander Lowen, dem Begründer der Bioenergetik; einige von ihnen sind Weiterentwicklungen der Autoren.
Jeder Leser ist aufgerufen, in eigener Verantwortung zu entscheiden, ob und inwieweit Bioenergetik einen Beitrag zu seinem Leben zu leisten vermag, zu seinem körperlichen und seelischen Wohlbefinden.
Bitte beachten Sie die Einleitungskapitel und die Anleitungen zu den Übungen sorgfältig, versuchen Sie nichts zu erzwingen.

Die Autoren

Richard Hoffmann
Psychotherapeut, zertifizierter Bioenergetischer Analytiker (Ausbildung bei Alexander Lowen und anderen), ausgebildet in Biosynthese bei David Boadella. Eigene Praxis in München. Als Ausbilder für körperorientierte Psychotherapie international tätig. Leiter der »Münchner Gesellschaft für Bioenergetische Analyse«.

Dr. phil. Ulrich Gudat
Diplom-Psychologe und Psychotherapeut. Ausbildung unter anderem am International Institute for Bioenergetik Analysis, Leitung Alexander Lowen. Eigene Praxis in München; Schwerpunkt: bioenergetische Therapie bei Neurosen und psychosomatischen Erkrankungen.

Inhalt

Ein Wort zuvor

Wieviel Energie hat ein Mensch – und wie nutzt er sie? Sind Sie nicht auch immer wieder erstaunt, wenn Sie Kindern beim Spielen zuschauen, über welche schier unerschöpfliche Energie sie verfügen – wie gelenkig und anmutig sie sich bewegen, wie lebendig ihre Augen die Welt betrachten, wie unbefangen und selbstverständlich sie mit allem, was um sie geschieht, in Verbindung treten, wie unmittelbar sie Freude, Ärger, Begeisterung oder Trauer ausdrücken können? Wie oft sehen Sie dagegen einen erwachsenen Menschen vor Freude einen Luftsprung machen? Aus irgendeinem Grund geht uns, je älter wir werden, diese Lebensenergie, diese unmittelbare Lebendigkeit häufig verloren. Der Körper wird zunehmend unbeweglicher, unsensibler, Beschwerden nehmen ihm seine spontane Gewandtheit. Unsere Verbindung zur Umwelt erleben wir zunehmend »über den Kopf«, immer weniger aber durch unmittelbare körperliche oder gefühlsmäßige Reaktionen. Gefühle zu zeigen, fällt uns häufig schwer. Oft nehmen wir sie in der uns gewohnten Hektik gar nicht mehr wahr. Der Preis, den wir dafür zahlen, ist hoch: der Verlust an Lebensfreude, an Vitalität, nicht selten der Verlust an körperlicher und seelischer Gesundheit.

Lebensenergie freisetzen

Dennoch ist diese Lebensenergie nicht verlorengegangen! Erinnern Sie sich einmal daran, wie Ihnen zumute war, als Sie zum ersten Mal verliebt waren – Sie hätten »Berge versetzen« können! Oder denken Sie daran, wie Sie mit »Leib und Seele« bei der Sache sind, wenn Sie etwas Schönes oder Aufregendes erleben.
Wie können wir diese äußere sowie innere Lebendigkeit wiederfinden und für uns nutzen? Dies ist eine zentrale Frage der Bioenergetik. Sie kann allerdings nur in der Praxis beantwortet werden – im Erleben und »Erfühlen« der eigenen Zustände, der eigenen körperlichen und seelischen Verfassung.
Die Bioenergetik, von dem amerikanischen Arzt und Psychotherapeuten Alexander Lowen in den vierziger Jahren dieses Jahrhunderts entwickelt, geht davon aus, daß jedem Menschen – unabhängig von Alter oder kultureller Prägung – diese Energie grundsätzlich zur Verfügung steht. Häufig wird sie jedoch durch innere Beschränkungen unterdrückt: Chronische Verspannungen wichtiger Muskelgruppen schränken die körperliche Beweglichkeit ein, verhindern einen freien Atem, erschweren den

spontanen Ausdruck von Gefühlen – und begrenzen damit unsere Erlebnisfähigkeit.

Mit Hilfe bioenergetischer Übungen können chronische Muskelverspannungen – der »Muskelpanzer« – gelockert und die im Körper stattfindenden energetischen Prozesse aktiviert, sozusagen wieder »an die Oberfläche« gebracht werden. Dies führt zu einer neuen Aufmerksamkeit für unser inneres körperlich-seelisches Erleben; es ermöglicht uns ein tieferes Verständnis unserer Persönlichkeit und hilft uns, die eigene Lebenskraft neu zu entdecken.

Selbständig üben

Die in diesem Buch dargestellten Übungen führen Sie in die bioenergetische Arbeitsweise ein. Wir haben die Übungen unter der Voraussetzung ausgewählt, daß Sie sie, wenn Sie körperlich und seelisch gesund sind, ohne die Hilfe eines Therapeuten alleine durchführen können.

Bevor Sie mit dem Üben beginnen, machen Sie sich bitte mit dem »Wissenswerten für die Praxis« (→ Seite 28) vertraut, lesen Sie auch zunächst die Übungsanleitungen sorgfältig durch. Wichtig ist, daß Sie sich genau an die Anweisungen halten und sich nicht überanstrengen. Beachten Sie bitte die Warnhinweise in den Anleitungen!

Wenn Sie Ihre bioenergetischen Erfahrungen erweitern oder vertiefen möchten oder in einer bioenergetischen Gruppe mitmachen wollen: Auf Seite 96 finden Sie die Anschriften von Bioenergetik-Instituten, an die Sie sich wenden können.

Wichtig: Die Bioenergetik ist ursprünglich eine Heilmethode zur Behandlung körperlich-seelischer Störungen (→ Seite 15). Wenn Sie die Bioenergetik als Heilmethode nutzen und mit ihr eine körperliche oder seelische Erkrankung behandeln wollen, besprechen Sie sich zuvor mit einem Arzt oder Therapeuten und lassen sich von ihm beraten, ob die Bioenergetik für Sie geeignet ist.

In jedem Fall ersetzen die Übungen dieses Buches keine Therapie!

Was ist Bioenergetik?

Eine Brücke zwischen Ost und West

Bioenergetik, eine Methode zur Anregung und Befreiung der Lebenskraft, gilt als Brücke zwischen östlichen Bewußtseins- und Körperschulen und westlicher Psychologie.
In der chinesischen Medizin zum Beispiel wird die Ausbreitung von körpereigenen Energien entlang bestimmter Bahnen, der Meridiane, untersucht und gelenkt. Als Gesundheit gilt das Gleichgewicht, als Krankheit das Ungleichgewicht – also Störungen und Blockaden – dieser feinen Energien.

Lebendigkeit von Körper und Seele

Dynamische Energie

Energie im Sinne der Bioenergetik ist etwas Dynamisches; ihr Strömen und Pulsieren wird im Körper als eine angenehme innere Bewegung wahrgenommen und drückt sich in Wohlbefinden und Freude aus.
Beim Betrachten unserer Mitmenschen können wir die Auswirkungen dieser Energie gut wahrnehmen.
Es gibt Menschen, die etwas »ausstrahlen«, sie wirken lebendig und lebensfroh. Man fühlt sich von ihnen angezogen, und ihre positive Ausstrahlung wirkt ansteckend. Sie wirken körperlich und seelisch »frei«, äußerlich und innerlich »bewegt«.

Leben auf »Sparflamme«

Andere Menschen dagegen lassen sich am ehesten durch das Wort »grau« beschreiben: Ihre Haut ist tatsächlich oft grau oder zumindest blaß, ihre Bewegungen sind langsam oder ungelenk, die Stimme wirkt gehemmt, der Atem ist eingeschränkt. In ihrem Verhalten sind sie zurückhaltend, und ihre Mimik macht wenig von dem deutlich, was in ihnen vorgeht. Sie scheinen auf »Sparflamme« zu leben; ihre Lebendigkeit, ihre Wärme strahlt nicht aus, zeigt sich nicht in ihren Bewegungen und drückt sich nicht in ihrem Verhalten aus. Sie wirken körperlich und seelisch »unfrei«, äußerlich und innerlich »unbewegt«.

Spontaneität und Kontrolle

Leben ist Bewegung

Alles aber, das uns in unserem Leben widerfährt, beantworten wir mit »Bewegung«: Auf jedes Erlebnis, das wir haben, auf jeden Bissen, den wir zu uns nehmen, reagieren wir mit unserem Körper und unserer Seele in tausendfacher Weise. Die Gesamtheit dieser fein aufeinander abgestimmten inneren Regulationsprozesse ist um vieles weiser als unser bewußtes Planen.

Dazu ein Beispiel: Stellen Sie sich vor, Sie würden beim Gehen ganz bewußt auf jede Anspannung und Lockerung aller einzelnen mit dem Vorgang des Gehens befaßten Muskeln achten, und so den Ablauf Ihrer Schritte genau kontrollieren. Das ist ein mühseliges Unterfangen, aber mit einer gewissen Übung könnten Sie darin Fortschritte machen. Dann versuchen Sie das gleiche einmal, wenn Sie schnell eine Treppe hinunterlaufen wollen. Die Folge wäre katastrophal!

Uns sind unendlich viele Reaktionsmuster eigen, die wir nicht bewußt steuern können. Wir können diese Muster in bestimmten Situationen hemmen, wir können sie auch verstärken und übertreiben oder in Situationen, übertragen, für die sie von Natur aus nicht vorgesehen sind – im Ganzen gesehen ist aber unsere Fähigkeit, die Lebensprozesse in uns zu kontrollieren, sehr begrenzt.

Ziel der Bioenergetik

Ein wesentliches Ziel der bioenergetischen Übungen ist es, unsere bewußte Kontrolle auf jene Bereiche zu begrenzen, in denen sie sinnvoll ist, und der Spontaneität unseres Körpers und unserer Gefühle mehr Raum zu geben.

Wichtig: die Atmung

Dabei spielt die Atmung eine wichtige Rolle. Wir können unseren Atem zwar in gewissem Maß durch das Bewußtsein beeinflussen, letztlich aber ist Atmen ein Vorgang, den wir nicht steuern können. Der Atem kommt und geht ohne unser Zutun.

Es gibt einen natürlichen Ablauf, den wir als gesundes Atmen bezeichnen: Bei ruhigem Atem – das ist besonders gut im Liegen zu beobachten – hebt sich beim Einatmen die Bauchdecke, der Unterleib dehnt sich aus und das Becken bewegt sich leicht zurück; dann hebt sich, zeitlich etwas verzögert, der Brustkorb, und der obere Bereich der Wirbelsäule streckt sich, wobei sich der Kopf leicht nach hinten bewegt; beim Ausatmen laufen diese Bewegungen in umgekehrter Reihenfolge ab. Bei

starkem, tiefem Atmen dagegen, wie es bei größerer Anstrengung nötig ist, dehnt sich vor allem der Brustkorb weit und nimmt die Schultern mit nach oben.

In diese Abläufe können wir hemmend oder verstärkend eingreifen. Häufiges Ergebnis einer solchen, oft unbewußten Kontrolle ist ein flacher, gehemmter Atem, verbunden mit einem Verlust von Vitalität und Lebendigkeit.

Ausdruck der Lebensenergie: unsere Gefühle

In unserem inneren Erleben drückt sich die Lebensenergie durch unsere Gefühle aus. Damit sind vor allem Gefühle gemeint wie Freude, Liebe, Angst, Trauer, Ärger oder Wut – Zustände also, in denen wir ein verstärktes Erleben, eine gewisse Erregung oder zumindest eine innere Bewegung spüren, und die uns dazu drängen, etwas zu tun oder zu unterlassen.

Diese Gefühle sind vielschichtig und uns aus Urzeiten mitgegeben. Sie steuern mit großer Macht unser Erleben und unser Verhalten. Dabei richten sie sich vorwiegend auf das, was uns umgibt, was wir unmittelbar wahrnehmen – vor allem auf unsere Mitmenschen. Gefühle geben

uns Orientierung, ermöglichen uns eine spontane Bewertung von Menschen und Ereignissen: Ich liebe *jemanden*, ich habe Angst vor *etwas*, ich freue mich über *dieses oder jenes*. Gefühle lassen uns spüren, daß wir mit dem Leben verbunden sind. Wenn wir unsere Gefühle wahrnehmen und ihnen erlauben, sich in uns auszubreiten und sich auch nach außen hin auszudrücken, können wir uns als spontan, als lebendig erleben.

Bioenergetische Übungen können dazu führen, daß diese Spontaneität zunimmt. Das heißt keineswegs, daß wir uns »gehen lassen«, jeden

auftauchenden Gedanken aussprechen oder ihn sofort in die Tat um-
setzen. Im Gegenteil – die Macht der Gedanken, der Selbstgespräche,
der Phantasie- und Trugbilder soll geringer werden. Denn durch sie
hemmen wir unsere Gefühle und erschweren uns den unmittelbaren
Zugang zu unseren Mitmenschen oder machen ihn unmöglich.

Kontakt zu
sich selbst

Die Bioenergetik kann uns dazu verhelfen, den Kontakt zu uns selbst zu
vertiefen und die wesentlichen Strömungen unseres inneren Erlebens
bewußt mitzuvollziehen. Dies öffnet auch wie selbstverständlich unseren
Kontakt zu unserer Umwelt, läßt uns mitfühlender, verständnisvoller, aber
auch direkter und »genauer« im Umgang mit anderen werden.

Der »Aufladungs-Entladungs-Zyklus«

Natürlich ist niemand dazu bereit und in der Lage, ständig in intensivem
Austausch mit seiner Umwelt zu sein. Unser Leben unterliegt vielmehr
einem natürlichen Rhythmus des Sich-Öffnens, des Sich-Zuwendens und
des Sich-Abwendens, des Sich-Schließens. In der Bioenergetik verstehen
wir diesen Rhythmus als einen energetischen Prozeß und nennen ihn
den »Aufladungs-Entladungs-Zyklus«:

Ein
energetisches
Modell

• Stellen Sie sich vor, Sie sind im Zustand einer wohligen, ruhigen Ausgeglichenheit. Nach einer gewissen Zeit wird sich dies ändern. In
Ihrem Innern meldet sich ein Bedürfnis, ein Wunsch, ein Impuls – vielleicht wollen Sie etwas bekommen oder Sie wollen etwas tun.
Diesen Augenblick nennen wir »Gewahrwerden«. Aber noch sind Sie
im Zustand der Ruhe.

Die einzelnen
Phasen

• Um zu erreichen, was Ihrem Bedürfnis entspricht, müssen Sie Energie
mobilisieren. Ihre Sinne werden wach, Ihre Muskeln bereiten sich auf
Aktivität vor, Ihr Stoffwechsel, auch Ihr Atem stellen sich auf Bewegung
um. Diese Phase nennen wir »Aufladen«.
• Jetzt schreiten Sie zur Tat. Was immer es sein mag, das Sie bewegt,
etwas Angenehmes oder etwas Unangenehmes – wenn Sie es umset-
zen wollen, müssen Sie in Kontakt mit der Umwelt treten, mit dem Menschen, auf den Ihre Absicht gerichtet ist. Sie müssen zeigen oder sagen,
was Sie wollen, was Sie bewegt. Diese Phase nennen wir »Kontakt-

aufnahme«. Sie äußern also Ihr Bedürfnis. Ihr Energiepegel hat damit seinen Höhepunkt erreicht; dies ist gewissermaßen der spannendste Augenblick.

• Nehmen wir nun an, der Kontakt zur Umwelt verläuft so, wie es Ihrem Wunsch, Ihrem Bedürfnis entspricht. Wenn Sie etwas wollen, bekommen Sie es, wenn Sie etwas loswerden möchten, gelingt Ihnen das. Haben Sie etwas zu essen gesucht, so finden Sie es und beißen hinein; haben Sie einen ärgerlichen Gedanken, so sprechen Sie ihn aus; haben Sie Liebe gesucht, so geben Sie sich der Umarmung hin. Diese Phase nennen wir die »Entladung«. Es ist der Augenblick, der am meisten Spaß macht.

• Danach nimmt Ihre Spannung, Ihre Erregung ab. Haben Sie gegessen, ist es Zeit zum Verdauen. Hatten Sie ein schönes Erlebnis mit einem anderen Menschen, brauchen Sie Zeit, es anzunehmen, es in Ihr Leben zu integrieren. Diese Phase nennen wir »Annehmen«.

• Und schließlich können Sie wieder in den Zustand der zufriedenen Ruhe, des ruhigen Mit-sich-selbst-Seins zurückgehen. Ihr Nervensystem ist auf Ruhe geschaltet, Ihr Atem ist sanft, Ihre Muskeln sind weich. Sie sind zufrieden. Diese Phase nennen wir »Ruhen«.

All diese Phasen zusammen ergeben einen Zyklus von Ruhen, Aufladen, Entladen, Ruhen – den »Aufladungs-Entladungs-Zyklus«. Bei vielen Menschen ist dieser Zyklus, genauer gesagt, sind einzelne Stadien dieses Zyklus gehemmt oder gestört: Der eine nimmt sein Bedürfnis nicht wahr; ein anderer scheut sich, Kontakt aufzunehmen; ein dritter wiederum kann nichts annehmen und viele können nicht ruhen.

Die bioenergetischen Übungen können uns dabei helfen, jede einzelne Phase des Aufladungs-Entladungs-Zyklus bewußt zu erleben und unsere Hemmungen, unsere Blockaden zu erkennen und zunächst beim Üben, später auch im Alltag, zu lockern und schließlich zu überwinden.

Bioenergetik bei körperlichen Erkrankungen

Bioenergetik ist nicht nur für den gesunden Menschen hilfreich, sondern wird gewinnbringend auch bei jenen körperlichen Erkrankungen eingesetzt, denen seelische Probleme zugrundeliegen, und die deshalb psychosomatisch genannt werden (griechisch *Psyche* = Seele und *Soma* = Körper).

Der Einfluß der Seele

Wie aber nimmt unsere seelische Befindlichkeit Einfluß auf unsere körperliche Gesundheit? Wenn sich jemand immer wieder und für lange Zeit in einer ähnlichen schlechten gefühlsmäßigen Verfassung befindet, wenn er sich zum Beispiel immer wieder ängstlich und gehetzt fühlt, wird der Körper über das Hormonsystem immer wieder in einen von der Natur her als Ausnahmesituation vorgesehenen Zustand gebracht. Die Organe, die mit diesen Gefühlszuständen verbunden sind, unterliegen dabei einer Dauerbeanspruchung. Eine lange Zeit, oft viele Jahre lang, können sie damit fertigwerden, wenn auch mit wahrnehmbaren körperlichen Beschwerden – in unserem Fall könnte sich das Gefühl von dauerndem Gehetztsein in nervösen Magenbeschwerden oder Spannungs-Kopfschmerzen äußern. Nach einer Zeit der Ruhe und Entspannung können die Beschwerden wieder völlig zurückgehen. Solche

Dauerstreß führt zu Erkrankung

Beschwerden werden »funktionell« genannt. Läßt die Dauerbeanspruchung jedoch auch nach längerer Zeit nicht nach, kann sich dies in bleibenden Veränderungen und Störungen der entsprechenden Organe niederschlagen – es entsteht eine manifeste Organerkrankung.

Seelische Probleme wirken sich auch auf das Immunsystem aus. Das komplizierte Zusammenspiel unseres körpereigenen Abwehrsystems, das sowohl äußere Krankheitserreger als auch körpereigene, fehlgebildete Zellen neutralisiert, ist eng mit unserem Erleben verknüpft. Ein Zustand freundlicher Ausgeglichenheit stärkt das Immunsystem, Streß – also anhaltende Gefühle von Ärger, Angst, Trauer und Erschöpfung – schwächt es.

Diese hier natürlich sehr vereinfacht dargestellten Zusammenhänge zeigen, daß die Arbeit im seelisch-körperlichen Bereich in vielen Fällen wichtiger Teil eines umfassenden Genesungsprozesses ist und ebenso einen bedeutenden Beitrag zur gesundheitlichen Vorsorge leistet.

Wichtig:
die ärztliche
Diagnose

Dabei hat sich Bioenergetik vor allem bei den »funktionellen« psycho-somatischen Störungen, aber auch zur Stärkung des Immunsystems bewährt. Wenn Sie bioenergetische Übungen aus diesem Grund durchführen möchten, bitten wir Sie unbedingt, zunächst eine genaue ärztliche Diagnose einzuholen. Bioenergetische Übungen können für die Linderung oder die Unterstützung des Heilungsprozesses bei vielen funktionellen körperlichen Beschwerden hilfreich sein, etwa bei Problemen der Lenden- oder der Halswirbelsäule, bei Spannungs-Kopfschmerzen, bei zu niedrigem oder erhöhtem Blutdruck, bei Magenleiden, Erkrankungen der Verdauungswege, bei sexuellen Funktionsstörungen und bei einigen gynäkologischen Problemen.

Wenn Sie bei ernsten Erkankungen, begleitend zur ärztlichen Behandlung, Bioenergetik für sich nutzen wollen, empfehlen wir Ihnen dringend, nicht alleine, sondern mit einem Therapeuten zu arbeiten.

Für Menschen, die an Anfallsleiden, neurologischen Störungen oder an Herzerkrankungen leiden, sind bioenergetische Übungen nur nach Rücksprache mit dem behandelnden Arzt und gegebenenfalls unter therapeutischer Anleitung erlaubt.

Bioenergetik und seelische Erkrankungen

Kontakt zu sich
selbst gewinnen

Die Linderung seelischer Probleme und die Behandlung neurotischer Erkrankungen ist der ursprüngliche Anwendungsbereich der Bioenergetik. Bei Gefühlen der Isolation und Unwirklichkeit, bei Gefühlen des Mangels oder der inneren Leere, bei Niedergeschlagenheit, Gereiztheit, bei Unfähigkeit zu lieben, fortwährender Enttäuschung, Schwächegefühlen und Ängstlichkeit können bioenergetische Übungen Ihnen helfen, besser mit sich in Kontakt zu kommen und neue Wege für Ihr Leben zu finden.

Bei schwerwiegenden psychischen Problemen, etwa bei häufigen und starken Angstzuständen, bei ernsten Depressionen oder bei immer wiederkehrenden gravierenden Problemen im zwischenmenschlichen Bereich empfehlen wir Ihnen, sich psychotherapeutische Hilfe zu suchen.

Welche bioenergetischen Übungen passen zu mir?

Es gibt eine Reihe typischer Haltungen, in denen sich Körper und Seele gemeinsam ausdrücken: in äußerlich sichtbaren Körpermerkmalen und in dem Gefühl, wie wir uns und unseren Körper erleben; dadurch, wie wir mit der Umwelt in Kontakt treten und welche Hemmungen im Aufladungs-Entladungs-Zyklus (→ Seite 13) bestehen. Zu jeder dieser Haltungen gehören Stärken und Schwächen, eine charakteristische Weise, menschliche Beziehungen einzugehen, und typische Lebens- oder Gesundheitsprobleme.

Jeder Mensch besitzt Stärken und Schwächen

Die Kenntnis darüber, welche dieser typischen Haltungen Ihnen am meisten entspricht, soll Ihnen helfen, die für Sie geeigneten Übungen und die Ihnen entsprechende Übungsweise zu finden. Im Anschluß an jede Typ-Beschreibung haben wir Ihnen einen individuellen Übungsplan zusammengestellt.

Natürlich sind die beschriebenen Haltungen nur vereinfachte Grundmuster, aber gerade diese Vereinfachung läßt Typisches erkennen. Bitte nehmen Sie eine Einschätzung erst dann vor, wenn Sie alle fünf typischen Haltungen gelesen haben.

Erste Haltung: »Mein Leben ist in meinem Kopf«

Menschen, für die diese Haltung charakteristisch ist, sind sehr kopf-
betont. Ihre Gedanken, ihr Wille, ihre Vorstellungen sind für sie sehr
wichtig, oft wichtiger als das, was sie tatsächlich erleben. Äußerlich
erscheinen sie häufig als spröde oder zusammengezogen, manchmal
wirken sie fast ungelenk. Ihr Körper erinnert an harte Materie wie Stein,
Glas oder Stahl. Ihr Gesicht ist wenig bewegt, und ihre Augen stellen
wenig Kontakt her. Sie leben in sich und wirken nach außen »cool«.
Energetisch sind sie wie eingefroren, die Energie ist weit ins Innere
zurückgezogen, nur wenig dringt nach außen. *Die wichtigste ener-*

Typische
Blockade

getische Blockade bei Menschen dieses Typs trennt den Energiefluß
zwischen Kopf und Körper, liegt also im Bereich der Schädelbasis,
des Nackens und des Halses. Auch der übrige Körper ist vielfach
energetisch blockiert, das heißt, er zeigt selten spontane Bewegungen
und hat wenig Möglichkeit, sich energetisch aufzuladen.

Das typische Körpergefühl dieser Menschen ist das des nicht vorhan-
denen Körpers, der Körper scheint für sie keine Rolle zu spielen, und oft
sind sie auch sehr unempfindlich für Schmerzen. Befriedigung erleben
sie am ehesten im Bereich der Worte, der Gedanken oder Bilder, in
technischen Ideen oder weltanschaulichen Fragen. Häufig vermeiden
sie lebendige Situationen oder Berührungen.

Mangelnde
Wahrnehmung
von Gefühlen

Im Aufladungs-Entladungs-Zyklus (→ Seite 13) liegt die Schwierigkeit
gleich zu Beginn: im Wahrnehmen der eigenen Gefühle und Bedürfnisse. Daß diese Menschen gewissermaßen systematisch an ihrer körperlichen Existenz vorbeileben, stellt andererseits auch eine Stärke dar: Ihr
unbewußter Verzicht macht sie sehr unabhängig von der tatsächlichen
Befriedigung ihrer Bedürfnisse. Das befähigt manche zu großen geisti-
gen Leistungen, zu Askese, zum zähen Durchhalten in extremen Situationen. Ihre menschlichen Beziehungen sind häufig sehr unbefriedigend,
obwohl sie sich im tiefsten Inneren nach Nähe und Verschmelzung
sehnen. In Wirklichkeit sind sie jedoch eher vorsichtig, mißtrauisch und
gelten bei ihren Mitmenschen meist als schwierig.

*Die Selbst-
wahrnehmung
schulen*

Wenn Sie sich in dieser Beschreibung wiedererkennen, empfehlen wir Ihnen, zunächst Ihr Körperbewußtsein zu schulen, das heißt die Selbstwahrnehmung Ihres Körpers und Ihrer inneren Regungen. Beim Üben ist es dazu wichtig, nicht zu sehr in die Aktion zu gehen oder zu starke Aufladung herbeizuführen, sondern ruhig und sanft zu arbeiten und dem Entstehen körperlich spürbarer Bedürfnisse zu lauschen.

Übungsempfehlung für die erste Haltung

Machen Sie sich zunächst mit dem Grundübungszyklus (→ Seite 38) vertraut. Dann empfehlen wir Ihnen die Übungsfolge:

Sich mobilisieren – Seite 39

Erden – Seite 44

Nackendehnung – Seite 49

Maske abstreifen – Seite 50

Dehnung mit der Atemrolle – Seite 53

Rückenschaukel – Seite 54

Den Kopf entlasten – Seite 81

»Himmel und Erde« – Seite 56

Strömen – Seite 68

Beckenklopfen – Seite 58

Inneres Lächeln – Seite 60

Berühren und Beatmen – Seite 61

Auftauchen und Beenden – Seite 63

Zweite Haltung: »Ich brauche ...«

Menschen dieses Typs erleben sich stark in dem dauernden Gefühl des
Mangels, des Brauchens, des Nichtbekommens. In ihrem Innern ist das
tief verwurzelte Gefühl der Leere, das Gefühl, vom Leben nicht genug
zu bekommen oder bekommen zu haben. Das kann dann dazu führen,
daß sie entweder immer »mehr« haben möchten, oder daß sie dies ein
für allemal abgeschrieben haben und in der Überzeugung leben:
»Ich bekomme sowieso nichts, also brauche ich auch nichts«. *Körperlich
gibt es ebenfalls Anzeichen von Mangel: Mangel an Muskelsubstanz
und an Kraft. Sie wirken eher schwächlich, sind leicht ermüdbar und
geben leicht auf; ihr typisches Körpergefühl ist das der Leere, der
Energielosigkeit und der Schwäche.* Menschen, für die diese Haltung
typisch ist, haben einen weichen Charakter; sie sind durchlässig für die
eigenen Strömungen und Impulse. Diese Energie verpufft aber, bevor
sie etwas erreicht haben. Für sie stehen nicht so sehr − wie bei der
ersten Haltung − hemmende Blockaden im Vordergrund, sondern vielmehr die Schwierigkeit, Energie anzusammeln und zielgerichtet in
Kontakt zur Umwelt zu treten.

Die Stärke solcher Menschen liegt in ihrer Bereitschaft und in ihrer
Fähigkeit, auf Signale oder Äußerungen der Umwelt, speziell anderer
Menschen, einzugehen. Ihre Sensibilität läßt sie wie ein Seismograph
auf die Stimmungen anderer reagieren. In ihren menschlichen Beziehungen möchten sie sich an den Partner »anlehnen« und neigen dazu,
andere Menschen zu bewundern. Letztlich aber bleiben sie doch mei-
stens enttäuscht, weil sie ihre eigene innere Leere nicht aufzufüllen
vermögen.

Wenn Sie sich in dieser Beschreibung wiedererkennen, ist es für Sie vor
allem wichtig, Ihre Muskeln zu kräftigen, Ihre Ausdauer zu stärken und
zu lernen, Spannungen für längere Zeit aufrechtzuerhalten. Nutzen Sie
also die Übungen gezielt zu Ihrer Kräftigung, auch *im erlebnismäßigen
Sinne,* so daß Sie zunehmend mehr Kraft in sich *spüren*. Wenn Sie
beim Üben Ihren Atem vertieft und Ihren Kreislauf angeregt haben, versuchen Sie, diesen »aufgeladenen« Zustand einige Minuten zu halten,
also die Übung nicht sofort abzubrechen, wenn es anstrengend wird.

*Mangel als
Dauerzustand*

*Schwierigkeit,
Energie zu
sammeln*

*Kräftigen
Sie Ihren
Körper*

20

Beenden Sie die jeweilige Übung aber, bevor Ihre Energie völlig verbraucht ist und Sie erschöpft zusammensacken.

Übungsempfehlung für die zweite Haltung

Zuerst den Grundübungs- zyklus üben

Machen Sie sich zunächst mit dem Grundübungszyklus (→ Seite 38) vertraut. Dann empfehlen wir Ihnen die Übungsfolge:

Dritte Haltung: »Ich bin der Größte, Beste, Schönste«

Menschen, für die diese Haltung typisch ist, führen eine Art Doppelleben. Nach außen hin legen sie Wert auf Überlegenheit, versuchen durch bestimmte Eigenschaften oder Fähigkeiten zu glänzen und andere Menschen damit in ihren Bann zu ziehen. Im Inneren fühlen sie sich jedoch leer, enttäuscht und – im wörtlichen Sinne – trostlos. Das Körpergefühl dieser Menschen ist meist sehr wenig entwickelt; im allgemeinen verfügen sie jedoch über ein gewisses Maß an Energie und einen körperlichen Ausdruck von Aufgerichtetheit, wobei oft die obere Körper-

Geringer Kontakt zum Boden

hälfte betont ist. Die Blockaden liegen bei diesen Menschen vor allem im Kontakt zum Boden; häufig sind bei ihnen verspannte Beine und Füße, ein »festgehaltenes«, enges Becken, ein steifer unterer Rücken, ein harter Bauch und nach hinten-oben gezogene Schultern.

Diese Menschen sind vor allem mit ihrem Image beschäftigt und fühlen dabei wenig von der Leere und Verletztheit in ihrem Inneren. Sie sind wie hilflose Kinder, die zu früh zu groß geworden sind, und nun versuchen, diese Größe mit aller Verzweiflung aufrechtzuerhalten. *Auch hier ist im Aufladungs-Entladungs-Zyklus (→ Seite 13) – ähnlich wie bei Menschen des ersten Haltungstyps – am stärksten die Phase des Gewahrwerdens gestört, indem sie gewissermaßen einen Bogen um die Wahrnehmung ihrer wirklichen Gefühle machen.*

Ihre Stärken liegen vor allem darin, daß sie sich zu besonderen Leistungen treiben oder auch andere Menschen begeistern und beflügeln können. In ihren menschlichen Beziehungen sind sie eher egoistisch und lieblos, weil sie dazu neigen, den anderen Menschen nur als Publikum zu benutzen. Sobald sie ihn nicht mehr brauchen, lassen sie ihn fallen.

Auf den Boden kommen

Wenn Sie sich in dieser Beschreibung wiedererkennen, gelten für Sie ähnliche Übungsempfehlungen wie für die erste Haltung, nämlich Kontakt zu sich selbst, zu Ihren inneren, körperlich spürbaren Regungen zu gewinnen und – auf den Boden zu kommen. Lernen Sie durch ruhiges, sanftes Üben Ihre zarten, traurigen Seiten kennen, suchen Sie Kontakt zu Ihrem verletzten inneren Kind. Arbeiten Sie viel im Liegen, achten Sie dabei auf den Kontakt zum Boden.

Übungsempfehlung für die dritte Haltung

Zuerst den Grundübungs-zyklus üben

Machen Sie sich zunächst mit dem Grundübungszyklus (→ Seite 38) vertraut. Dann empfehlen wir Ihnen die Übungsfolge:

Sich mobilisieren – Seite 39

Agression ausdrücken – Seite 43

Erden – Seite 44

Beckenkreisen – Seite 47

Nackendehnung – Seite 49

Maske abstreifen – Seite 50

Übungen zum Erden – Seite 67

Dehnung mit der Atemrolle – Seite 53

Bioenergetischer Pflug – Seite 54

»Himmel und Erde« – Seite 56

Beckenstampfen – Seite 73

Beckenfeder – Seite 59

Den Kopf entlasten – Seite 81

Strömen – Seite 68

»Hingabe« – Seite 85

Inneres Lächeln – Seite 60

Berühren und Beatmen – Seite 61

Auftauchen und Beenden – Seite 63

Vierte Haltung: »Ich hab's satt!«

Menschen dieses Typs leiden unter einem ständigen »Zuviel«: zu viele Anforderungen und Aufgaben, zu viele unverdaute Eindrücke, vielleicht auch zuviel Essen. Es sind Menschen, die bei dem, was sie in sich *Blockierte* hineinnehmen oder -lassen, nicht genügend auswählen, die Unverdau- *Wut* liches unwidersprochen hinunterschlucken und auf ihrem Ärger »sitzen bleiben«. Sie wirken, als seien ihre Schultern beladen; oft haben sie die Tendenz, Muskelmasse und Fett anzusammeln. Der Hals wirkt oft kurz, die Bewegungen sind eher schwerfällig.

Energetisch sind sie überladen, es gibt also viel gestaute Aktivität im Innern, die keinen geeigneten Ausdruck findet: Der blockierte Hals läßt die Stimme – von Wutausbrüchen abgesehen – dünn und verhalten klingen; Blockaden in den Schultern verhindern den Ausdruck über die Arme; Verspannungen im Beckenboden erschweren den Ausdruck nach *Das typische* »unten«, über den Magen-Darm-Trakt und über die Sexualität; die Beine *Körpergefühl* können zu unbeweglichen Säulen erstarrt sein.

*Das typische Körpergefühl ist einerseits Schwere, andererseits verbor-
gene Wut und innere Gereiztheit.* Diese Menschen fühlen sich zwar
»geladen«, gleichzeitig sind sie aber um Frieden bemüht, so daß sich
ihr Ärger nach außen oft nur in Klagen und Wehleidigkeit zeigt. Im
Aufladungs-Entladungs-Zyklus (→ Seite 13) ist vor allem die Kontakt-
aufnahme, also die Äußerung von Bedürfnissen, gehemmt. Die Stärken
dieser Menschen liegen – vor allem, wenn es ihnen gelingt, immer
wieder rechtzeitig ihren Ärger auszudrücken – in ihrer Belastbarkeit und
Treue. Sie möchten enge Beziehungen eingehen, Verantwortung über-
nehmen und auch Krisen durchstehen. In ihren Beziehungen fühlen sie
sich oft ausgenutzt oder nicht genügend beachtet, worauf sie typischerweise mit stummem Rückzug reagieren (was ihre Partner oft ärgerlich
und aggressiv macht).

Wenn Sie sich in dieser Beschreibung wiedererkennen, können Sie das
gesamte angebotene Programm für sich ausschöpfen. Lernen Sie in
ruhigen Übungen mit »innerer Achtsamkeit« sich und Ihre tieferen Bedürfnisse besser kennen. Erweitern Sie durch Dehnung und Lockerung der
Blockierungen von Hals, Schultern, Becken und Beinen Ihre Ausdrucks-

möglichkeiten. Nutzen Sie die bioenergetischen Übungen vor allem auch dazu, immer wieder über die Grenzen des Festhaltens hinauszugehen, um sich zu entladen und Kontrolle abzugeben.

Übungsempfehlung für die vierte Haltung

Zuerst den Grundübungszyklus üben

Machen Sie sich zunächst mit dem Grundübungszyklus (→ Seite 38) vertraut. Dann empfehlen wir Ihnen die Übungsfolge:

Fünfte Haltung: »Ich zeige keine Schwäche«

Zurückhaltung

Menschen, für die diese Haltung charakteristisch ist, geben sich betont vernünftig, kontrolliert, korrekt. Sie befürchten, sich durch persönliche, gefühlsmäßige Äußerungen verletzbar zu zeigen. Äußerlich betrachtet wirken sie aufrecht, fast stolz, aber je nach Stärke der Zurückhaltung auch blaß bis grau. Im Inneren spüren sie oft viel Energie, die sich im Körper zwar gut ausbreiten kann, aber nicht bis an die Oberfläche dringt, sich nicht in Ausdruck und Kontakt zur Umwelt zeigt. Die Blockaden liegen weniger im Inneren des Körpers als vielmehr an der Oberfläche, in den Ausdrucksorganen – in den Augen, in der Stimme –, aber auch im Bereich von Herz und Brust. Wenn das Ausmaß der Zurückhaltung gering ist, haben diese Menschen einen guten Zugang zu ihren Gefühlen, fühlen sich dynamisch und lebendig. Ist die Zurückhaltung größer, fühlen sie sich steif und unbeugsam. *Im Aufladungs-Entladungs-Zyklus (→ Seite 13) ist bei diesen Menschen die Entladung gehemmt, es fällt ihnen schwer loszulassen, sich zu öffnen, sich dem Strömen der Energie zu überlassen.*

Die Stärken dieser Menschen liegen in ihrer Leistungsfähigkeit, in ihrer Durchsetzungsfähigkeit und in ihrer guten Wahrnehmung der Realität. Oft können sie enge und befriedigende menschliche Beziehungen eingehen, wobei ihnen aber ihre Zurückhaltung immer wieder im Wege steht.

Gehen Sie über Ihre Grenzen

Wenn Sie sich in dieser Beschreibung wiederkennen, sollten Sie möglichst viele Übungen machen, die Sie über die Grenzen Ihrer gewohnten Zurückhaltung bringen: Grenzen im Ausdruck, indem Sie Ihre Stimme einsetzen, um Schmerz auszudrücken, und indem Sie Ihren Körper Gesten und unwillkürliche Bewegungen ausführen lassen; Grenzen der Hingabe, indem Sie immer wieder versuchen, Kontrolle abzugeben, etwa indem Sie sich stark aufladen und sich in »wilde« Bewegungen hineinsteigern. Wichtig für Sie ist vor allem das Lockern der Kontrolle, daß Sie sich also dem Körper und seinen Bewegungen überlassen. Sie brauchen deshalb zum Üben einen Raum, in dem Sie laut sein können (→ Seite 28).

Übungsempfehlung für die fünfte Haltung

Zuerst den Grundübungszyklus üben

Machen Sie sich zunächst mit dem Grundübungszyklus (→ Seite 38) vertraut. Dann empfehlen wir Ihnen die Übungsfolge:

Sich mobilisieren – Seite 39

Schlagen – Seite 70

Erden – Seite 44

Beckenkreisen – Seite 47

Nackendehnung – Seite 49

Maske abstreifen – Seite 50

Dehnung mit der Atemrolle – Seite 53

Übungen zur Vertiefung des Atems – Seite 74

»Himmel und Erde« – Seite 56

Beckenstampfen – Seite 73

Strömen – Seite 68

»Hingabe« – Seite 85

Inneres Lächeln – Seite 60

Berühren und Beatmen – Seite 61

Auftauchen und Beenden – Seite 63

Wissenswertes für die Praxis

Damit Sie Ihre bioenergetischen Übungen wirkungsvoll durchführen können, möchten wir Ihnen im folgenden einige wichtige Erläuterungen geben. Bitte lesen Sie diese Erläuterungen aufmerksam durch, bevor Sie mit dem Üben beginnen.

Wo üben?

Die richtige Umgebung

Wählen Sie zum Üben einen Raum, in dem Sie sich wohlfühlen, in dem Sie sich ungehindert bewegen und nach Möglichkeit laut schreien können. Achten Sie auf eine Ihnen angenehme Beleuchtung – am besten ist Tageslicht; vermeiden Sie dagegen Neonlicht. Der Raum sollte gut gelüftet und angenehm temperiert sein.

Wann üben?

Sie sollten Zeit haben

Wann Sie Ihre Übungen durchführen, bleibt Ihnen überlassen. Wählen Sie eine Tageszeit, während der Sie Zeit und Ruhe haben und ungestört sind. Üben Sie nicht unmittelbar nach den Mahlzeiten und niemals unter Einfluß von Alkohol.

In welcher Kleidung üben?

Leicht und bequem

Tragen Sie leichte, bequeme Kleidung aus natürlichen Fasern, in der Sie sich wohlfühlen und die Ihre Bewegungen nicht behindert. Kleidung, die Sie einengt, sollten Sie jedenfalls nicht anziehen.

Was Sie für die Übungen brauchen

Wolldecken,
die Atemrolle

Legen Sie sich vor Beginn der Übungsarbeit eine hautfreundliche Unterlage bereit; am besten eignen sich zwei oder drei Wolldecken.
Für einige Übungen brauchen Sie eine »kleine Atemrolle«: Rollen Sie zwei oder drei eher harte Decken fest zu einer Rolle zusammen, nehmen Sie dabei die Decken doppelt. Binden Sie die so entstandene Rolle an beiden Enden mit zwei Stricken oder mit zwei Gürteln eng zusammen. Falls Sie sich im Rücken eher steif und ungelenk fühlen, sollte Ihre Atemrolle höchstens den halben Durchmesser der im Buch abgebildeten Rolle (→ Seite 75) haben.

Was Sie bei den Übungen beachten sollten

Der Grundübungszyklus

Der Grundübungszyklus (→ Seite 38) soll die Basis Ihrer bioenergetischen Arbeit sein und etwa zwei- bis dreimal wöchentlich durchgeführt werden. Führen Sie den Zyklus in der im Buch angegebenen Reihenfolge durch. Sie werden dafür etwa 45 Minuten benötigen.

Ergänzende Übungen

Wenn Sie mit dem Grundübungszyklus vertraut sind, können Sie einzelne »ergänzende Übungen« (→ Seite 66) hinzunehmen. Wählen Sie die Übungen aus, von denen Sie meinen, daß sie Ihren augenblicklichen Bedürfnissen am meisten entsprechen, oder richten Sie sich nach den Empfehlungen für Ihren Haltungstyp (→ Seite 17).

Oft helfen
»unangenehme«
Übungen weiter

Nehmen Sie in Ihr Übungsprogramm aber nicht nur Ihre »Lieblingsübungen« auf, sondern auch ein bis zwei Übungen, die Sie als anstrengend oder als unangenehm empfinden. Gerade solche Übungen können Ihnen nämlich helfen, Ihre körperlich-seelischen Probleme zu berühren und Bewegung in Ihr Inneres zu bringen.

Übungen für zwischendurch

Bleiben Sie in Kontakt mit sich

Nachdem Sie sich mit dem »Grundübungszyklus« und einigen »ergänzenden Übungen« vertraut gemacht haben, können Sie damit beginnen, zwischendurch in Ihrem Alltag einzelne Übungen in kurzen Übungsphasen von fünf bis zehn Minuten durchzuführen. Dies wird Ihnen helfen, auch in Ihrem Alltag besser in Fühlung mit sich zu bleiben und körperliche Anspannung oder inneren Streß rechtzeitig zu lösen. Nehmen Sie sich immer genug Zeit, der Wirkung der jeweiligen Übung nachzuspüren (→ Seite 38).
Bei der Auswahl der Übungen für einen solchen »kleinen Zyklus« achten Sie bitte darauf, daß Sie immer die Füße, den Bauch- und Beckenbereich sowie den Nacken in das Üben einbeziehen.

Die Atmung

Durch den Mund ausatmen

Die Atmung ist für das bioenergetische Üben von zentraler Bedeutung; wir werden in jeder Übungsanleitung besondere Hinweise für das Atmen geben. Grundsätzlich gilt: Das Einatmen kann durch Nase und Mund geschehen. In den Übungsanleitungen wird immer wieder vom tiefen Durchatmen die Rede sein; dabei ist vor allem wichtig, durch den Mund auszuatmen. Die Mundatmung hilft, tief in den Unterbauch zu atmen und dort Spannungen zu lösen.

Laute

Empfindungen ausdrücken

Das tiefe Ausatmen ist besonders befreiend, wenn Sie dabei Laute kommen lassen – wir sprechen in diesem Sinne von »tönendem Ausatmen«; vor allem Seufzer und schmerzausdrückende Laute sind tief spannungslösend. Auch Laute, die Erleichterung, Wut, Lust oder Wohlbehagen ausdrücken, werden Ihnen helfen, Ihr Erleben zu intensivieren. Erlauben Sie sich diese zutiefst menschlichen Äußerungen!

Körperliche und seelische Reaktionen

Für Sie ungewohnte körperliche und seelische Reaktionen beim Ausführen bioenergetischer Übungen sind natürlich und sogar wünschenswert. Bevor Sie mit dem Üben beginnen, möchten wir Sie auf einige solcher Reaktionen hinweisen und Ihnen sagen, wie Sie damit umgehen können.

Auftauchen verdrängter Gefühle

Wie Sie bereits wissen, können Ihnen die bioenergetischen Übungen einen tieferen Zugang zu Ihrer körperlichen und seelischen Befindlichkeit ermöglichen. Das bedeutet, daß Sie zum Beispiel in Kontakt mit einer bislang kaum wahrgenommenen Traurigkeit kommen können; oder es steigen Empfindungen von Lust, Aggression oder Freude in Ihnen auf.

Voraussetzung für Gesundheit

Diese Wirkung ist erwünscht, da die Wiederbelebung und das Durchleben dieser Empfindungen eine Voraussetzung für seelische und körperliche Gesundheit ist.

Wenn also während des Übens Gefühle aufkommen, erlauben Sie ihnen, sich auszubreiten! Verhaltene Wut oder zurückgehaltenes Weinen erzeugen tiefe Verspannungen, Atembeschwerden und ein taubes Lebensgefühl. Brust- und Bauchraum können sich aber erst dann wirklich öffnen und lösen, wenn Sie es zulassen, daß diese Gefühle sich ausdrücken. Dies ist eine Voraussetzung für das Entfalten und Fließen von Lust, Freude und Liebe.

Wichtig: Sollten Sie jedoch bei einzelnen Übungen feststellen, daß in Ihnen mehr ausgelöst wird, als Sie im Augenblick bewältigen können oder wollen, nehmen Sie von diesen Übungen Abstand – zumindest so lange, bis Sie sich in der Lage fühlen, sie erneut auszuführen. Oder Sie lassen sich durch diese Reaktionen dazu ermutigen, therapeutische Hilfe zu suchen (Adressen, die weiterhelfen → Seite 96).

Zittern oder Vibrieren

Gesunde und natürliche Reaktionen

Bei bestimmten Übungen werden Sie Vibrationen in den Beinen bis hin zum Becken erleben. Dies kommt von kleinen, schnell aufeinanderfolgenden Entladungen in der Muskulatur und kann zu einem Gefühl des Fließens und warmer Erregung führen. Dieses Zittern ist kein Zeichen von Schwäche oder Ängstlichkeit, sondern vielmehr ein Zeichen für ein gesundes Arbeiten Ihrer Muskulatur und eine sich anbahnende Lösung innerer Anspannungen. Je feiner und rhythmischer die Vibrationen oder Zuckungen sind, desto besser ist es.

Beachten Sie bitte auch hier: Wenn Ihnen das Zittern zu stark wird, wenn vielleicht gleichzeitig Gefühle in Ihnen aufsteigen, die Ihnen Angst machen, wenn Sie überhaupt das Gefühl haben, der Situation nicht mehr gewachsen zu sein, brechen Sie die Übung bitte ab!

Pulsieren, Klopfen, Strömen

Verspannungen lösen sich

Empfindungen wie Pulsieren, Klopfen, Gluckern und Strömen in Bauch, Brust oder Gliedern sind ebenfalls Reaktionen auf eine Lösung von körperlichen und seelischen Verspannungen. Ihr Organismus stellt sich nach der Lösung von chronischer Verspannung auf einen veränderten Zustand ein und beginnt, sich neu zu regulieren. Genießen Sie diese Regungen, und erlauben Sie, daß sie sich in Ihnen ausbreiten. Sie können dies unterstützen, indem Sie Ihren Atem an jene Stellen lenken.

Gähnen, Aufstoßen, Übelkeit, Blähungen

Geben Sie Ihren Impulsen nach

Wenn Sie gähnen oder aufstoßen müssen, handelt es sich ebenfalls um körperliche Impulse, die ein Hinweis auf eine zunehmende innere Entkrampfung sind. Geben Sie diesen Impulsen ausgiebig nach! Gähnen etwa löst Verspannungen im Zwerchfell und im Nacken-, in Kiefer- und Augenbereich; Aufstoßen entspannt die am »Runterschlucken« beteiligten Körperbereiche wie Magen, Zwerchfell, Speiseröhre und Kehle. Auch leichte Übelkeit oder Blähungen können ein Zeichen dafür sein, daß sich innere Anspannungen zu lösen beginnen.

Leichte Schmerzen

In der Bioenergetik gilt das Prinzip: Entspannung folgt natürlicherweise der Entladung von überschüssiger Energie, die im Körper durch Verspannung »festgehalten« wurde. Diese Entladung kann sich als (leichter!) Schmerz während bestimmter Übungen äußern.

Schmerzen zulassen

Bis zu einem gewissen Grad sind deshalb Schmerzen bei der bio-energetischen Arbeit unvermeidbar. Trotzdem sollten Sie auftretende Schmerzen in jedem Fall immer noch als »annehmbar«, als »erlösend« empfinden. Finden Sie Ihre eigene Grenze zwischen »angenehmen« und unangenehmen Schmerzen heraus.

Gehen Sie bei Übungen, die mit Dehnung oder Ermüdung verbunden sind, in den Bereich dieser »angenehmen« Schmerzen, und drücken Sie Ihre Empfindungen mit Tönen oder Seufzern aus.

Bitte beachten Sie: Wenn stechende oder reißende Schmerzen auftreten, bedeutet dies, daß Sie sich zuviel zugemutet haben. Vermindern Sie dann bitte die Intensität der Übung oder brechen Sie sie ab! Lassen Sie durch einen Orthopäden abklären, ob eine Gelenk- oder eine andere Verletzung vorliegt, die Ihnen bestimmte Übungen verbietet.

Leichter Schwindel

Leichte Schwindelgefühle, die manchmal während einer Übung auftreten können, sind – vor allem nach ungewohntem, vertieftem Atem – eine normale körperliche Reaktion auf die übermäßige Sauerstoffzufuhr. Es gibt für einen gesunden Menschen keinen Grund, Schwindel auf jeden Fall zu vermeiden, denn er ist oft ein Zeichen dafür, daß der normale Ablauf, in dem man sich in gewohnter Weise kontrolliert, unterbrochen ist.

Den Atem beruhigen

Wichtig: Wenn Sie allein üben und dabei ein Schwindelgefühl auftritt, legen Sie eine Bewegungspause ein, und lassen Sie den Atem ruhiger werden. Das Schwindelgefühl wird nach kurzer Zeit wieder abklingen. Ist Ihnen häufig schwindlig, kann dies auf eine körperliche Erkrankung hinweisen, die durch den Arzt abgeklärt werden muß.

Leichtes Kribbeln, pelziges Gefühl um den Mund und in den Gliedmaßen

Das gleiche gilt für ein mögliches leichtes Kribbeln oder ein pelziges Gefühl um den Mund sowie in den Fingerspitzen und Zehen. Auch dies ist eine normale Reaktion auf vertieftes Atmen, aber kein Anzeichen für eine Gefahr.

Wichtig: Wenn das Kribbeln zu stark wird, lassen Sie den Atem länger und ruhiger werden. Machen Sie zusätzlich einige lockere Bewegungen mit den Armen oder Beinen – und dieses ungewohnte Gefühl wird allmählich wieder abklingen.

Widerwille gegen bestimmte Übungen

Der Widerwille gegen bestimmte Übungen tritt oft dann auf, wenn Sie versuchen, etwas zu tun, was Sie bisher – aus Gewohnheit oder weil es Ihnen nicht entsprach – vermieden haben. Wer etwa aus einer tiefliegenden Angst vor Sexualität sein Becken seit der Kindheit nicht mehr intensiv bewegt hat, wird gegen Übungen, die mit Beckenbewegungen verbunden sind, zunächst sowohl körperlichen als auch gefühlsmäßigen oder gedanklichen Widerwillen empfinden. Dieser Widerwille kann soweit gehen, daß Sie sich entgegen Ihrer vorherigen Absicht dazu entschließen, die Übungen nicht weiter durchzuführen.

Damit ist auch die Grenze dessen gekennzeichnet, was Sie für sich alleine, ohne die Hilfe eines Therapeuten also, erreichen können. Es ist allerdings, wenn Sie alleine üben, schwierig zu entscheiden, ob es sich bei dem Widerwillen gegen eine Übung tatsächlich um Vermeidung handelt oder um eine gesunde Fürsorge für sich selbst. Denn möglicherweise würde diese Übung Ihnen – zumindest im Augenblick, unter den gegebenen Umständen – nicht gut tun: Vielleicht würde sie zuviel Angst in Ihnen auslösen, vielleicht Sie mehr verhärten oder Sie von sich selbst wegbringen.

Wichtig: Auf jeden Fall empfehlen wir Ihnen, Übungen, gegen die Sie Widerwillen empfinden, nur mit geringer Intensität durchzuführen. Gehen Sie also lieber nur einen halben Schritt weiter, machen Sie damit Ihre Erfahrungen, und beobachten Sie, wie es Ihnen geht – was in Ihrem Bewußtsein, in Ihrer Phantasie, in Ihren Träumen angesprochen wird. Entscheiden Sie dann von neuem, in welche Richtung Sie weitergehen wollen.

Phantasien und Bilder

Bewerten
Sie nicht

Wenn sich Verspannungen lösen, tauchen oft innere Bilder, Phantasien und Erinnerungen auf. Achten Sie darauf, welche körperlichen Bereiche damit in Verbindung stehen, wo Sie etwa Enge, Spannung, Schmerz, Erleichterung, Wärme oder Kälte empfinden – atmen Sie dorthin. Versuchen Sie, diese Empfindungen nicht zu bewerten, sondern betrachten Sie das innere Geschehen freundlich. Spüren Sie seiner Wirkung nach.

Das innere Kind

Ein natürliches
Phänomen

Bei bioenergetischen Übungen, vor allem in liegender Position ausgeführt, kann es manchmal vorkommen, daß Sie sich klein und empfindsam fühlen wie ein Kind. Erlauben Sie sich diesen »Kindzustand« als eine wunderbare Möglichkeit, sich Ihrem Innersten zuzuwenden. Sie erleben sich dabei als sehr sensibel, verletzlich und gleichzeitig als »einfach«. Das Kind in uns ist ein natürliches Phänomen, ein inneres »Zu-Hause-Sein« und eine Quelle der Regeneration. Wenn Sie einen solchen Zustand erleben, wenden Sie sich freundlich sich selbst zu, und nehmen Sie diesen Zustand an.

Weinen

Selbstreinigung

Es kommt häufig vor, daß jemand durch bioenergetische Übungen zu weinen beginnt. Das ist gut so. Weinen ist eines der wichtigsten Heilmittel, mit dem sich unser Körper selbst reinigt – von zurückgehaltenem Schmerz, von Belastung, Spannung und Angst. Auch Streßhormone werden durch Weinen abgebaut.

Viele Menschen haben verlernt zu weinen, weil ihnen beigebracht wurde, daß Weinen ein Zeichen von Schwäche, von Sich-Gehenlassen ist. Wenn Sie zu diesen Menschen gehören, haben Sie keine Angst davor, sich dem Weinen hinzugeben. Es klingt bald von selbst wieder ab und hinterläßt oft ein Gefühl inneren Friedens.

Ausgleichende Kräfte suchen

Wenn Sie jedoch auch sonst häufig weinen müssen, können Sie sich mit Hilfe bioenergetischer Übungen mit anderen Gefühlen in Kontakt bringen, vor allem mit dem Gefühl von Ärger und dem Gefühl für die eigene Kraft.

Angst

Sich mit der Angst »anfreunden«

Weniger häufig, aber doch immer wieder kommt es vor, daß durch bioenergetische Übungen Angstgefühle auftreten. Versuchen Sie, sich langsam und schrittweise mit diesem Gefühl vertraut zu machen. Wenn Sie Angst bekommen, suchen Sie sich etwas, an dem Sie sich orientieren, zum Beispiel etwas, das Sie in der Hand festhalten. Achten Sie darauf, daß Sie ruhig und tief ein- und ausatmen. Vielleicht machen Sie nach einiger Zeit die Erfahrung, daß es gar nicht so schlimm ist, Angst zu haben: daß Sie ein Herzklopfen spüren, eine Gänsehaut, ein flaues Gefühl im Magen oder ein zittriges Gefühl in den Knien – alles Erscheinungen, die Sie unbeschadet überstehen können – und daß die Angst von selbst wieder abklingt.

Wichtig: Sollten Sie auch außerhalb der Übungen häufig unter Angstzuständen leiden, die sich durch die bioenergetischen Übungen möglicherweise verschlimmern, empfehlen wir Ihnen, die angstauslösende Übung abzubrechen und sich einem Therapeuten anzuvertrauen. (Adressen, die weiterhelfen → Seite 96).

Der Wunsch zu schreien

Löst Spannungen

Gelegentlich taucht während einer Übung auch ein Wunsch zu schreien auf. Er verdient volle Unterstützung! Wie das Weinen ist auch Schreien eine gute Möglichkeit, sich von zurückgehaltenem Schmerz, von Spannung und Angst zu befreien.

Die laute Stimme, der Schrei ist wichtig für das Öffnen von Hals und Kehle. Ideal wäre es, wenn Sie in dem Raum, in dem Sie üben, so laut sein können, wie Sie wollen. Wenn Sie Mitbewohner oder Nachbarn dadurch stören, suchen Sie sich einen Ort, an dem Sie laut sein können – etwa beim Autofahren, in einer abgeschiedenen Landschaft oder unter einer Brücke. Es ist gut, wenn Sie gelegentlich Ihrer Stimme die volle Lautstärke gönnen. Das volle Ausschöpfen der Stimme ist eines der wichtigsten Ziele der Bioenergetik.

Ausschöpfen der Stimme

»Ich spüre nichts«

Es gibt Menschen – häufig trifft auf sie die erste Haltung (→ Seite 18) zu –, die bei fast allen bioenergetischen Übungen nichts spüren. Sie bemerken zwar, daß sie den Arm oder das Bein ausstrecken, daß sie tief Luft holen oder daß sie sich nach vorn beugen, doch darüber hinaus spüren sie »nichts«.

Wenn Sie sich in der Beschreibung der ersten Haltung wiedergefunden haben, versuchen Sie nicht, durch verstärkte Anstrengung »mehr« zu erreichen. Im Gegenteil: Arbeiten Sie sanft! Benutzen Sie Ihre Phantasie, Ihre anderen Sinne dazu, Ihre Selbstwahrnehmung zu schulen. Malen Sie Bilder über Ihre Positionen, phantasieren Sie Dialoge dazu, arbeiten Sie liebevoll und spielerisch. Stellen Sie sich etwa vor, Sie wären ein Gebirge oder eine andere Landschaft, die es zu erkunden gilt.

Arbeiten Sie sanft

Wenn Sie beim Üben nichts spüren, Sie sich aber eher der vierten Haltung (→ Seite 24) oder der fünften Haltung (→ Seite 26) zugehörig fühlen, können Sie sich ruhig mehr anstrengen. Achten Sie aber bitte darauf, daß Sie alle Übungen mit einer »Entladung« (→ Seite 14) und anschließender Entspannung (→ Seite 14) beenden. Auch hier nehmen Sie Ihre Phantasie zu Hilfe, phantasieren Sie Dialoge, Szenen, Worte, die Sie in Ihr Üben einfließen lassen.

Grundübungszyklus

Nachdem Sie sich mit dem »Wissenswerten für die Praxis« (→ Seite 28) vertraut gemacht haben, lesen Sie die Anleitungen für den Grundübungszyklus zunächst aufmerksam durch. Beginnen Sie schließlich mit den einzelnen Übungen in der vorgegebenen Reihenfolge.
Verlangen Sie bitte nicht von sich, daß Sie die Übungen schon nach den ersten Malen »können«, erlauben Sie sich vielmehr, die Übungen allmählich und in Ruhe zu erlernen.

Sich einstimmen und nachspüren – die innere Achtsamkeit entwickeln

Oft übersehen wir, was in uns geschieht, sowohl in unserem Körper als auch in unserer Seele. Beginnen Sie die Übungen deshalb immer mit einer Bestandsaufnahme: Stellen Sie sich auf eine Ihnen angenehme Weise hin oder gehen Sie in die Grundposition (→ Seite 39), schließen Sie die Augen und wenden Sie Ihre Aufmerksamkeit nach innen: Wie fühlen Sie sich gerade? Ist eine bestimmte Empfindung im Vordergrund? Fühlen Sie sich leicht oder eher schwer, eng oder weit, lebendig oder dumpf? Ist Ihr Atem eher flach und kurz oder atmen Sie bis in den Bauch?

Wie fühlen Sie sich?

Diese innere Achtsamkeit zu entwickeln, ist das Anliegen jeder bioenergetischen Übung. Sie bedeutet, daß Sie sich aufmerksam und freundlich sich selbst zuwenden, ohne das augenblickliche Erleben zu bewerten. Geben Sie sich Zeit und Raum, diesem augenblicklichen Erleben aufmerksam nachzuspüren, in sich hineinzuhorchen und -zuschauen.
Erst danach beginnen Sie mit den jeweiligen Übungen. Wir empfehlen Ihnen, die Übung der »inneren Achtsamkeit« auch immer wieder zum Nachspüren zwischen einzelnen Übungen zu machen; dann wird sie nach einer Weile zu einer wohltuenden Selbstverständlichkeit.

Nur betrachten, nicht bewerten

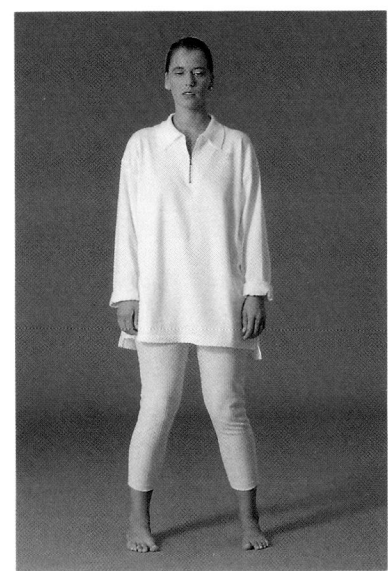

**Grundposition
für die Übungen,
die im Stehen
ausgeführt werden**
– die Knie sind
leicht gebeugt,
Kopf, Schultern,
Arme sind ent-
spannt.

Übungen im Stehen

Grundposition für die Übungen im Stehen

Für die Übungen im Stehen
brauchen Sie eine Decke als
Unterlage.
Stellen Sie sich hüftbreit hin, die
Knie sind leicht gebeugt. Das
Gewicht verteilt sich auf die
gesamte Fußsohle mit leichter
Betonung der Ballen, die Zehen
sind leicht nach innen gedreht.
Entspannen Sie die Gesäßmuskulatur, und richten Sie den Oberkörper
sanft auf (→ Foto oben). Der Mund ist leicht geöffnet, Ihr Blick gerade-
aus gerichtet.

Erste Übung – Sich mobilisieren

Für diese Übung brauchen Sie zwei Wolldecken als Unterlage.

Strecken und dehnen
Gehen Sie in die Grundposition (→ oben), und heben Sie beide Arme
senkrecht nach oben über den Kopf. Verschränken Sie die Finger
beider Hände ineinander, die Handinnenflächen zeigen zur Zimmer-

*In den Bauch
hinein dehnen* decke.
Beginnen Sie, eine Hand nach oben hin wegzudrücken, so daß Sie
eine deutliche Dehnung bis in den Bauchbereich spüren. Halten Sie die
Dehnung eine Weile, danach entspannen Sie. Drücken Sie die andere
Hand nach oben, bis wieder eine Dehnung auch im Bauchbereich zu
spüren ist.
Wechseln Sie die Hände in ruhiger, rhythmischer Folge fünf- bis zehn-
mal ab. Atmen Sie dabei tief durch; erlauben Sie sich mit dem Ausatmen einen langgezogenen aah-Ton.

Boxen – in möglichst unkontrollierten Bewegungen zu allen Seiten hin boxen und schlagen.

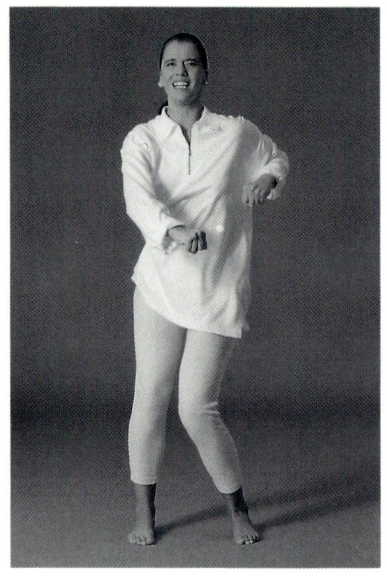

Schütteln und boxen
Schütteln Sie mit kräftigen Bewegungen Ihren ganzen Körper durch, ohne darauf zu achten, ob die Bewegungen aufeinander abgestimmt sind oder wie sie aussehen könnten.
Beginnen Sie mit Händen, Armen, Schultern; lassen Sie das kräftige Schütteln den gesamten Oberkörper ergreifen.
Dann beziehen Sie Becken und Gesäß in das Ausschütteln ein, als ob Sie jemand an den Hüften festhalten würde, dessen Griff Sie abschütteln wollen.
Während Sie sich weiter ausschütteln, machen Sie aus der Schüttelbewegung heraus boxende Stöße mit den Fäusten. Lassen Sie dabei

Zeigen Sie die Zähne

Ihr Gesicht, Ihre Mimik »entgleisen«: Bewegen Sie den Kiefer kräftig nach vorne und zur Seite und »zeigen Sie die Zähne«, als wollten Sie beißen, blähen Sie dazu die Nüstern (→ Foto oben).
Begleiten Sie das Schütteln und Boxen mit Tönen. Wenn Ihnen danach zumute ist, knurren Sie oder geben andere grimmige Laute von sich.

Nachspüren
Gehen Sie wieder gelöst in die Grundposition (→ Seite 39). Spüren Sie nach, was sich verändert hat. Welche Bereiche in Ihnen fühlen sich jetzt lebendiger an? Hat sich Ihre Atmung vertieft? Spüren Sie Spannungen und Begrenzungen – wenn ja, wo?

Zehen dehnen
Sie stehen auf den bereitgelegten Decken in der Grundposition (→ Seite 39). Stellen Sie einen Fuß senkrecht, wobei Sie die Zehen Richtung Fußsohle abknicken. Drücken Sie allmählich den Fuß immer fester auf die Unterlage, bis es zu schmerzen beginnt (→ Foto Seite 41). Gleichzeitig lösen Sie den Kiefer mit mahlenden Bewegungen.

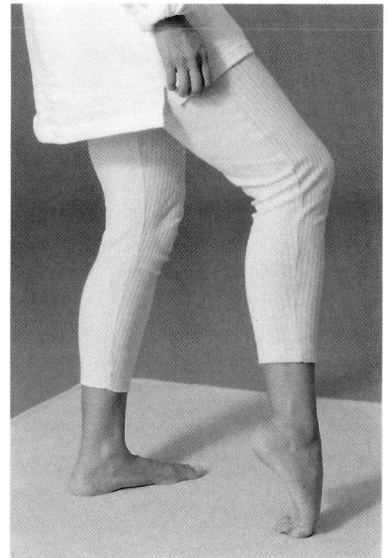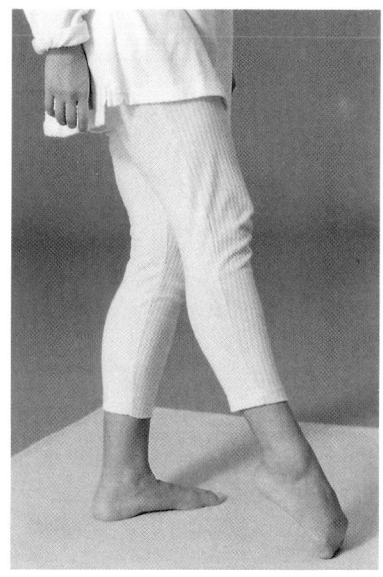

Zehen dehnen –
allmählich mit dem
Fuß immer fester
auf die Unterlage
drücken, bis die
Zehengelenke
leicht schmerzen
(links).

Fußgelenk deh-
nen – das Durch-
drücken des Knies
dehnt das Fuß-
gelenk (rechts).

Bei der Atmung betonen Sie die Ausatmung und drücken die Empfindungen, die Sie bei der Dehnung spüren, mit sanften Lauten wie etwa
»aah«, »ooh« oder »uah« aus.

Sanft dehnen
und »tönen«

Vielleicht können Sie wahrnehmen, daß die Sehnen, Muskeln und
Gelenke im vorderen Teil des Fußes leichter, elastischer werden, und
Sie diesen Bereich besser spüren, wenn Sie das Dehnen mit Lauten
unterstützen. Sie werden auch bemerken, daß das Üben lebendiger
wird, wenn Sie an dem, was »unten« gedehnt wird, »oben« mit
Gesicht und Kiefer Anteil nehmen.

Fußgelenke dehnen
Wenn Sie nun die Knie durchdrücken, die Dehnung im vorderen Teil
des Fußes aber beibehalten, übertragen Sie die Spannung auf das
Fußgelenk, das jetzt ebenfalls gedehnt wird (→ Foto oben rechts).

Betont
ausatmen

Auch hier gilt: Muten Sie sich einen leichten Dehnungsschmerz ruhig
zu. Wenn Sie allerdings größere Schmerzen empfinden, haben Sie
zu weit gedehnt (→ Seite 33).
Betonen Sie auch hierbei die Ausatmung. Begleiten Sie das Dehnen
mit sanften Lauten.
Üben Sie anschließend in gleicher Weise mit dem anderen Fuß.

Treten und stoßen

Aus der Grundposition (→ Seite 39) stellen Sie sich auf ein Bein; treten oder stoßen Sie die Ferse des anderen Fußes mit aller Kraft von sich weg – einige Male nach vorne, dann zur Seite und nach hinten. Schauen Sie dabei in die Richtung Ihrer Stöße, und schieben Sie den Kiefer nach vorne (→ Foto Umschlagvorderseite). Wichtig: Lassen Sie die Bewegung des Wegstoßens aus dem Bauch kommen.

Wechseln Sie öfter mit den Beinen, treten Sie also auch mit dem anderen Bein.

»Geh weg!«

Begleiten Sie diese Übung des Sich-zur-Wehr-Setzens mit lauter Stimme und kurzen Sätzen wie »Geh weg!«. Vielleicht stellen Sie sich dabei eine Situation aus Ihrem Leben vor, in der Sie verärgert oder wütend waren.

Beine ausschütteln

Heben Sie ein Bein, und schütteln Sie Bein und Fuß aus – als wollten Sie Wasser abschütteln. Führen Sie diesen Vorgang abwechselnd mit beiden Beinen jeweils etwa fünfmal aus. Geben Sie dabei wieder kräftige, laute Töne von sich.

Nachspüren

Gehen Sie wieder in die Grundposition (→ Seite 39), und spüren Sie nach, wie Sie sich in Beinen und Fußsohlen jetzt fühlen. Wie ist die Verbindung zum Boden? Wie lebendig und sicher fühlen Sie sich auf Ihren Füßen? Können Sie wahrnehmen, daß sich jetzt auch die Beine lebendiger anfühlen? Spüren Sie vielleicht ein warmes Strömen von den Fersen bis zum Becken?

*Wie spüren
Sie den Boden?*

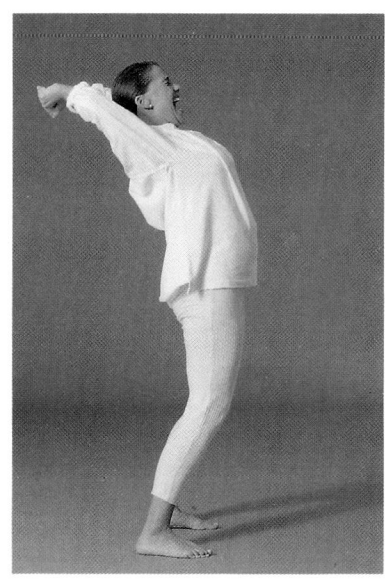

Aggression
ausdrücken –
zuerst weit nach
hinten ausholen,
dann mit voller
Wucht nach unten
schlagen zwischen
den Beinen hin-
durch.

Zweite Übung – Aggression ausdrücken

Auch wenn Sie im Augenblick keinen Ärger spüren, kann diese Übung Ihnen helfen, sich zu »entladen« und lebendiger zu fühlen.

Holz hacken
Gehen Sie in die Grundposition (→ Seite 39), und heben Sie beide Arme mit ineinander verschränkten Fingern bis weit hinter den Kopf (→ Foto links). Halten Sie einen Moment inne, sammeln Sie Ihre Kraft. Dann schlagen Sie mit Ihren Händen mit voller Wucht nach vorne zwischen Ihren Beinen hindurch. Stellen Sie sich vor, Sie würden beim Holzhacken kräftig ausholen und ein Holzscheit spalten.

Arbeiten Sie mit Kraft

Schieben Sie dabei den Kiefer nach vorne, und machen Sie ein aggressiv-entschlossenes Gesicht.
Richten Sie sich wieder auf, und wiederholen Sie das »Holzhacken« so lange – etwa 10mal –, bis Sie außer Atem sind.
Stimmen Sie Bewegung und Atem aufeinander ab: Beim Hochgehen atmen Sie tief durch den Mund ein; beim Hinuntergehen unterstützen Sie das Ausatmen mit einem tiefen, »bauchigen« Ton, etwa »hooo«.

Stampfendes Hüpfen
Stellen Sie sich aufrecht hin. Die Füße stehen etwa 50 Zentimeter auseinander, die Knie sind leicht gebeugt, der Mund ist etwas geöffnet, die Augen sind offen. Aus dieser Position heraus beginnen Sie zu hüpfen. Hüpfen Sie aber nicht leicht, federnd und schnell, sondern kräftig und breitbeinig, mit kraftvollem Aufkommen auf der ganzen Fußsohle. Stampfen Sie dabei mit den Fersen auf.
Gleichzeitig bewegen Sie Arme und Hände so, als wollten Sie etwas vor sich auf den Boden schmeißen (→ Foto Seite 44 links). Tun Sie so,

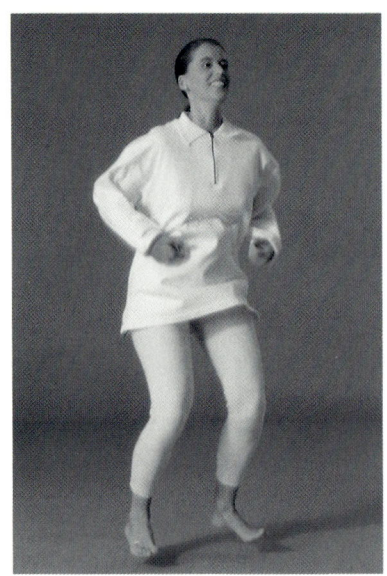 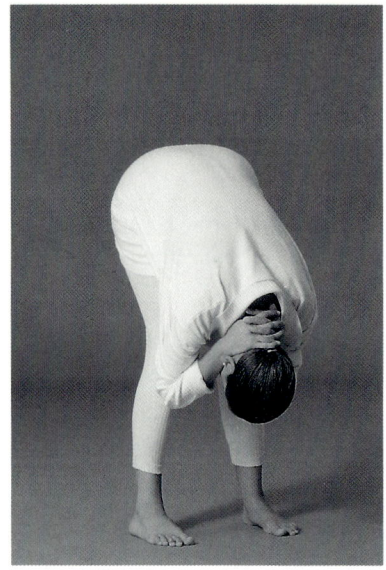

Stampfendes Hüpfen – nach jedem Sprung mit ganzer Sohle kraftvoll am Boden aufkommen (links).

Rumpfbeuge – den Oberkörper entspannt vornüber hängen lassen (rechts).

als ob Sie protestieren und »das Zeug hinschmeißen« wollten, oder als ob Sie sich laut und kräftig bemerkbar machen möchten – »Hier bin ich!«.

Jedesmal, wenn Sie am Boden aufkommen, stoßen Sie einen tiefen, »bauchigen« Ton aus, etwa »uuuh«. Verausgaben Sie sich richtig! Sie können diese Übung ebensogut auf einem Zimmertrampolin ausführen.

Dritte Übung – Erden

Nach dem »stampfenden Hüpfen« führen Sie gleich die folgende Übung durch.

Rumpfbeuge
Gehen Sie in die Grundposition (→ Seite 39), und lassen Sie den Oberkörper entspannt nach vorne überhängen (→ Foto oben rechts). Wichtig ist, daß die Knie dabei leicht gebeugt sind.

Die Schwerkraft spüren

Lassen Sie sich für eine Weile richtig aushängen, erlauben Sie dem Oberkörper, von der Schwerkraft weit nach unten gezogen zu werden. Lockern Sie dabei den Nacken immer wieder von neuem, so daß Sie den Kopf einmal wirklich hängen lassen können.

Stellen Sie sich dabei vor, Sie Belastendes würde von Ihnen »abtropfen«.

Sie können auch die gefalteten Hände in den Nacken legen und die Ellbogen hängenlassen. Sie werden merken, wie das Gewicht der Arme den Nacken und den Rücken dehnt.

Atmen Sie tief aus dem Bauch aus. Begleiten Sie das Ausatmen mit Tönen oder Seufzern, etwa »aahh«.

»Elefant«

Aus der Position der »Rumpfbeuge« setzen Sie die Fingerspitzen leicht auf den Boden auf. Drehen Sie die Fußspitzen etwas nach innen, und verlagern Sie Ihr Gewicht auf die Fußballen. Achten Sie darauf, daß die leicht gebeugten Knie etwa senkrecht über den Zehen sind und nicht nach innen einknicken. Lassen Sie Schultern und Kopf entspannt hängen.

Ein Zittern kommen lassen

Drücken Sie nun das Gesäß und den Kreuzbeinbereich allmählich nach oben. Dadurch wird eine Spannung an der Rückseite der Beine aufgebaut, die sich nach einer Weile vielleicht in einem Zittern oder Vibrieren bemerkbar macht.

Wenn sich kein Zittern einstellt, beugen Sie die Knie kurz etwas tiefer und strecken sie anschließend, bis sie fast durchgedrückt sind. Wiederholen Sie dieses Beugen und Strecken der Knie so lange, bis Sie den Beugungswinkel finden, bei dem – vielleicht nur ganz leicht oder nur in einem Bein – ein Vibrieren beginnen möchte. Erlauben Sie dem Vibrieren, sich auszubreiten.

Seufzend ausatmen

Atmen Sie tief durch den Mund bis in den Unterbauch ein und tief seufzend wieder aus. Stellen Sie sich dabei vor, Sie würden verbrauchte Luft ausatmen, oder Sie könnten mit dem Ausatmen zugleich die Anspannung der letzten Tage, die sich in Ihnen angestaut hat, loslassen.

Stellen sich Vibrationen ein, begleiten Sie diese mit tiefen, natürlichen Tönen; beginnen Sie mit sanften Lauten, die Sie zunehmend intensiver werden lassen.

Beenden Sie die Übung nach etwa drei Minuten.

45

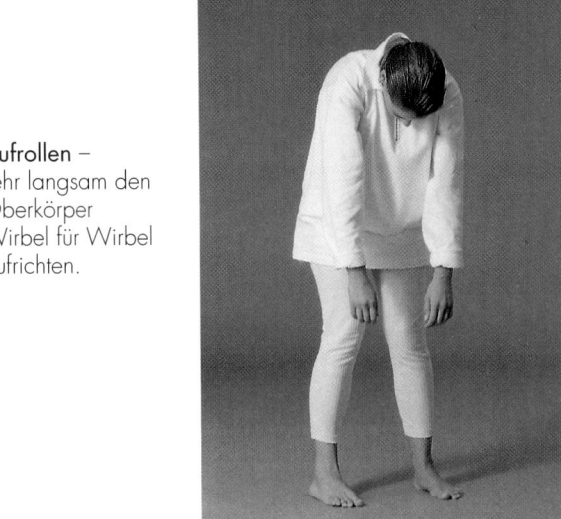

Aufrollen –
sehr langsam den
Oberkörper
Wirbel für Wirbel
aufrichten.

Aufrollen
Nun richten Sie den Oberkörper
allmählich Wirbel für Wirbel
wieder auf. Kopf und Nacken
bleiben dabei so lange locker
hängen, bis der Rücken vollständig aufgerichtet ist (→ Foto
links).
Stellen Sie sich dabei vor, Sie
würden langsam »auftauchen«;
versuchen Sie dabei, das Aufrichten jedes einzelnen Wirbels
zu erspüren.

Beine lockern
Schütteln Sie nach dem »Aufrollen« beide Füße jeweils kurz aus. Versuchen Sie, die Bewegung aus dem Bein heraus zu machen, so daß
die Füße locker bleiben und nur passiv mitbewegt werden.

Nachspüren
Gehen Sie in die Grundposition (→ Seite 39), und spüren Sie in sich
hinein. Wie fühlen Sie sich jetzt? Haben Sie Kontakt zum Boden? Wie
lebendig sind Becken und Wirbelsäule? Wie fühlen sich die Augen an?
Welche Empfindungen, Bilder und Phantasien sind in Ihnen wach
geworden?

*Wie fühlen
Sie sich?*

Vierte Übung – Beckenkreisen

Diese Übung dient zur Lockerung des gesamten Beckenbereichs, der bei vielen Menschen verspannt ist.

Becken seitlich kippen

Rhythmisch schwingen

Gehen Sie in die Grundposition (→ Seite 39). Verlagern Sie in dieser Position Ihr Gewicht auf ein Bein, und kippen Sie das Becken zur gleichen Seite. Bringen Sie Ihr Gewicht auf das andere Bein und kippen das Becken zu dieser Seite. Wiegen Sie das Becken für etwa eine Minute, indem Sie rhythmisch, schwungvoll und in ruhigem Schritt-Tempo die Seiten wechseln. Achten Sie darauf, daß die Knie dabei leicht gebeugt bleiben, daß Sie die Beine ruhig und den Oberkörper aufrecht halten. Atmen Sie mit leicht geöffnetem Mund tief ein und aus.

Becken vor- und zurückkippen

Mit leichtem Hohlkreuz

Kippen Sie das Becken jetzt nach vorne und nach hinten. Bewegen Sie es nur in den Hüftgelenken; Beine und Oberkörper bleiben ruhig, die Knie gebeugt. Wenn Sie das Becken nach vorne kippen, machen Sie ein leichtes Hohlkreuz. Atmen Sie dabei ein; während Sie es nach hinten kippen, atmen Sie aus. Begleiten Sie die Bewegung mit einem tiefen Ton, der sich in der Intensität langsam steigert.
Beenden Sie die Übung nach etwa einer Minute.
Vielleicht brauchen Sie eine Weile, um sich diese Bewegungen zu erschließen. Hilfreich kann es sein, eine Hand auf den Unterbauch oder das Schambein, die andere auf das Steißbein zu legen. So können Sie die Bewegungen des Beckens besser spüren.

Beckenraute

Nun verbinden Sie beide Bewegungen – Kippen zur Seite und nach vorne und hinten – zu einer Raute: rechts-vor-links-zurück. Üben Sie etwa eine Minute. Achten Sie darauf, daß die Knie gebeugt und der Oberkörper ruhig bleiben. Dann wechseln Sie die Drehrichtung: links-vor-rechts-zurück. Bewegen Sie das Becken wieder etwa eine Minute. Atmen Sie mit leicht geöffnetem Mund tief durch.

Beckenkreisen

Lassen Sie schließlich die Bewegungsfolge zunehmend runder werden, so daß schließlich eine kreisende Bewegung im Becken entsteht. Achten Sie darauf, daß sich das Becken nur in den Hüftgelenken und im Lendenwirbelbereich bewegt, der restliche Körper aber möglichst ruhig und die Knie gebeugt bleiben. Heben Sie dazu die Arme leicht seitlich an. Verbinden Sie die Atmung mit der Bewegung: Atmen Sie tönend mit der Rückwärtsbewegung ein, mit der Vorwärtsbewegung atmen Sie aus. Lockern Sie Ihren Kiefer mit leichten Kaubewegungen.
Machen Sie diese Übung, solange es Ihnen Spaß macht.

Nur das Becken bewegt sich

Nachspüren

Gehen Sie wieder in die Grundposition (→ Seite 39), und spüren Sie nach: Fühlen Sie jetzt auch eine innere Bewegung, vielleicht sogar Wärme in Becken und unterem Rücken? Versuchen Sie, eine Verbindung zwischen Becken und Gesicht, vor allem zu den Augen, herzustellen.

Spüren Sie Wärme?

Fünfte Übung – Nackendehnung

Wichtig!
Ein blockiertes Becken geht oft mit einem blockierten Nacken einher. Diese Übung ist gut geeignet, die Nackenmuskulatur zu lockern. Sollten Sie an einem Halswirbelsäulen-Syndrom leiden, führen Sie die Übung bitte erst nach Rücksprache mit Ihrem Arzt durch.

Nacken beugen – Kopf hängenlassen
Gehen Sie in die Grundposition (→ Seite 39), und lassen Sie nur den Kopf hängen. Spüren Sie das Gewicht des Kopfes, und lassen Sie dieses Gewicht auf die Nackenmuskulatur einwirken. Geben Sie der Schwerkraft allmählich immer weiter nach. Achten Sie darauf, daß der Rücken dabei aufrecht und die Schultern gerade bleiben.
Atmen Sie dabei ruhig ein und aus. Lassen Sie die Lippen sanft geöffnet.
In die Verspannung »hineingehen«
Nach zwei bis drei Minuten lenken Sie Ihre Aufmerksamkeit auf die gedehnte Nackenmuskulatur. Suchen Sie die Stellen, in denen Sie einen leichten oder stärkeren Dehnungsschmerz spüren. Verstärken Sie genau an dieser Stelle die Dehnung sanft, indem Sie mit dem Kopf der Schwerkraft weiter nachgeben. Um solche Stellen zu finden, kann es hilfreich sein, den Kopf langsam um einige Millimeter nach links und rechts zu bewegen. Atmen Sie ruhig ein und aus.

Nackenkreisen
Drehen Sie nun den gebeugten Kopf sehr langsam zu einer Seite, über die Schulter nach hinten, über die andere Schulter in einer Kreisbewegung wieder nach vorne. Damit dehnen Sie auch die seitliche Halsmuskulatur. Achten Sie darauf, daß der Rücken aufrecht und die Schultern entspannt bleiben. Wiederholen Sie dies mehrmals; wechseln Sie anschließend die Drehrichtung.
Halsmuskeln dehnen
Atmen Sie dabei mit leicht geöffneten Lippen tief und langsam ein und aus.
Wenn Sie eine schmerzende Stelle spüren, verweilen Sie dort und bewegen sich durch eine stärkere Dehnung langsam und millimeterweise in den schmerzenden Bereich hinein.

Sechste Übung – Maske abstreifen

Als Ergänzung zur fünften Übung entspannen Sie nun auch das Gesicht. Gehen Sie in die Grundposition (→ Seite 39), und legen Sie die Fingerkuppen einer Hand dicht oberhalb von Nasenwurzel und Augenbrauen auf die Stirn. Die andere Hand legen Sie mit ihrer Innenfläche quer auf Nasenrücken und Backenknochen (→ Foto Seite 51 oben links).
Ziehen Sie nun beide Hände gleichzeitig mit deutlichem Druck auf die Gesichtshaut auseinander: Die Finger der oberen Hand streichen nach oben über die Stirn, dann durch das Scheitelhaar mit deutlichem Druck auf die Kopfhaut bis zum Hinterkopf. Gleichzeitig streift die untere Hand nach unten über Nase, Mund und Kinn (→ Fotos Seite 51 oben rechts und unten links). Anschließend schütteln Sie die Hände aus den Schultern heraus kräftig von sich weg (→ Foto Seite 51 unten rechts). Wiederholen Sie diesen Vorgang etwa dreimal.

Eine »graue Schicht« abziehen

Stellen Sie sich dabei vor, Sie würden eine graue Schicht, die auf Ihrem Gesicht liegt, wie eine Maske abziehen und beim Ausschütteln der Hände eine schmutzige Flüssigkeit abschütteln. Drücken Sie Ihren Abscheu darüber mit dem ganzen Körper und in Ihrer Mimik aus.
Bringen Sie Bewegung und Atmung in Einklang: Atmen Sie während des »Maskeabstreifens« tief durch den Mund ein, atmen Sie beim Ausschütteln der Hände mit einem Ton wie »uaa« kräftig aus.

Nachspüren

Was ist unter der Maske?

Gehen Sie wieder in die Grundposition (→ Seite 39), und spüren Sie nach. Wie fühlen Sie sich jetzt? Sind Ihr Gesicht, Ihr Blick, Ihre Gedanken »klarer« geworden?

Maske abstreifen –
an der Augenpartie
beginnend, das
Gesicht mit beiden
Händen kräftig
bis zum Hinterkopf
und zum Kinn ab-
streifen.

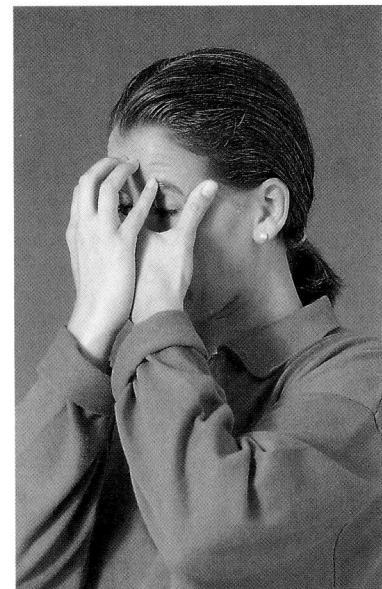
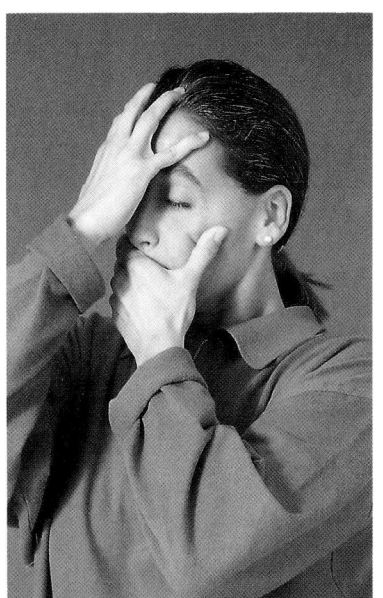
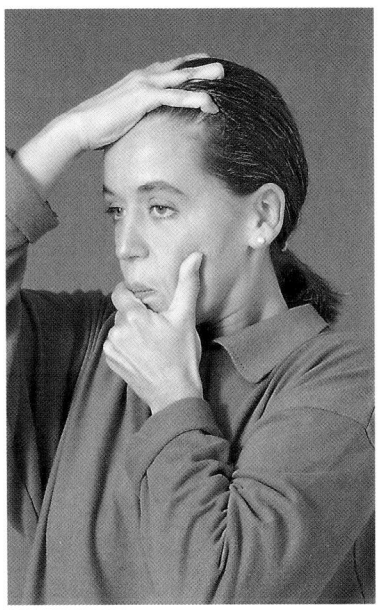
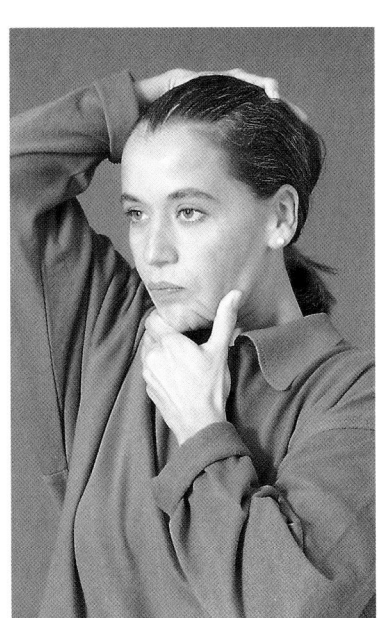

Übungen im Liegen

Die Übungen, die Sie im Liegen ausführen, machen Sie bitte unmittelbar nach den Übungen, die Sie im Stehen durchgeführt haben. Sie sind vor allem geeignet, auf tiefere Bereiche unseres Körpers einzuwirken, um dort Verspannungen zu lösen und das natürliche Pulsieren der Organe zu fördern. Dabei können intensive Gefühle entstehen, die Ihnen einen leichteren Zugang zu den Quellen Ihrer Persönlichkeit ermöglichen.
Für die Übungen im Liegen brauchen Sie zwei Wolldecken als Unterlage, ein zusammengerolltes Handtuch und die kleine Atemrolle (→ Seite 29).

Wirkung auf Organe und Gefühle

Grundposition für die Übungen im Liegen

Sie liegen auf der Unterlage auf dem Rücken, die Knie sind angewinkelt, die Füße im Abstand von etwa 30 Zentimeter mit ganzer Sohle aufgestellt. Die Arme liegen seitlich neben dem Körper, der Kopf ist gerade. Ihre Augen sind geschlossen, der Nacken sollte so entspannt wie möglich sein (→ Foto Seite 53). Wenn Sie möchten, können Sie sich ein zusammengerolltes Handtuch unter den Nacken legen.
Wenn Sie diese Position eingenommen haben, lassen Sie sich etwas Zeit, um »anzukommen«. Spüren Sie die Unterlage, auf der Sie liegen, beobachten Sie Ihren Atem, wie er ruhig die Bauchdecke leicht hebt und senkt.

Zur Ruhe kommen

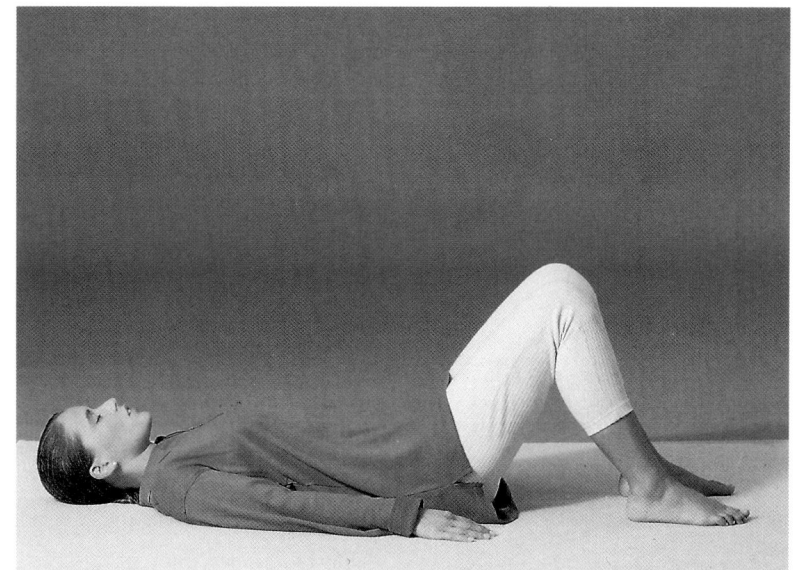

Grundposition für
die Übungen, die
im Liegen aus-
geführt werden –
der Nacken sollte
möglichst ent-
spannt sein.

Erste Übung – Dehnung mit der Atemrolle

Diese Übung ist ein »Juwel« der bioenergetischen Arbeit. Sie können sie auch gut als Einzelübung durchführen.

»Ziehharmonika«
Gehen Sie in die Grundposition (→ Seite 52). Legen Sie sich so über die Atemrolle, daß Sie mit dem oberen Teil der Schulterblätter auf-liegen. Die Beine bleiben dabei aufgestellt, die Fußsohlen sind fest am Boden. Heben Sie nun die Arme nach hinten und legen Sie sie aus-gestreckt seitlich neben den Kopf, bis sie fast den Boden berühren. Der Kopf geht dabei ein wenig nach hinten in den Nacken, der Mund ist leicht geöffnet (→ Foto Seite 2/3). Bleiben Sie einige Minuten in dieser

Verspannungen erspüren
Position, bewegen Sie sich hin und wieder leicht auf der Rolle nach vorwärts, rückwärts und zur rechten und linken Seite. Auf diese Weise können Sie erkennen, ob und an welcher Stelle Sie Spannungen im Rücken haben.
Diese sich lösenden Verspannungen atmen Sie tief aus Brust und Bauch mit Schmerzlauten aus.

53

Zweite Übung – Bioenergetischer Pflug

Diese Übung ist geeignet, Blockaden der Wirbelsäule und der Rücken-
muskulatur zu lockern. Sie wendet sich an unsere »Haltung«, die wir im
Leben einnehmen, an das innere Rückgrat.

Führen Sie zunächst eine Vorbereitungsübung durch, mit deren Hilfe Sie
den Rücken weicher und elastischer machen. Wenn Ihr Rücken besonders verhärtet ist, führen Sie diese Übung sehr behutsam durch – erzwingen Sie nichts!

Erzwingen
Sie nichts

Vorbereitung: Rückenschaukel
Gehen Sie in die Grundposition (→ Seite 52), ziehen Sie die Knie an
die Brust, und umschließen Sie sie mit beiden Armen. Anschließend
heben Sie Kopf, Schultern und oberen Rücken an. Geben Sie sich einen Ruck und schaukeln einige Male vor und zurück. Verstärken Sie das
Schaukeln allmählich, lassen Sie es nach einer Weile langsam wieder
abklingen. Gehen Sie wieder in die Grundposition (→ Seite 52).
Atmen Sie während der Übung tief in den Bauch ein und tief seufzend
wieder aus.

Pflug
Aus der Grundposition (→ Seite 52) heben Sie mit einem Schwung die
Beine an in Richtung Kopf, bis die Fußspitzen – falls Ihre Gelenkigkeit
Ihnen dies erlaubt! – links und rechts hinter dem Kopf den Boden berüh-
ren. Heben Sie die Arme, umfassen Sie mit Ihren Händen die Zehen
und halten sie fest.

Drücken Sie nun die Fersen nach hinten (→ Foto Seite 55). Die Füße
sollten dabei ungefähr schulterbreit voneinander entfernt bleiben. Durch
das Wegdrücken der Fersen wird der Kreuzbeinbereich angehoben,
nur der obere Rückenbereich liegt am Boden. Beginnen Sie jetzt ganz
allmählich, Wirbel für Wirbel zurückzurollen. Mit dem Festhalten der
Zehen verhindern Sie ein zu schnelles Zurückrollen. Behalten Sie in
dieser Bewegung das Wegdrücken der Fersen bei, so daß die Beine
allmählich zu vibrieren beginnen. Achten Sie beim Abrollen des
Rückens darauf, daß Sie die Wirbelsäule so gut wie möglich runden.

Spüren Sie
jeden Wirbel

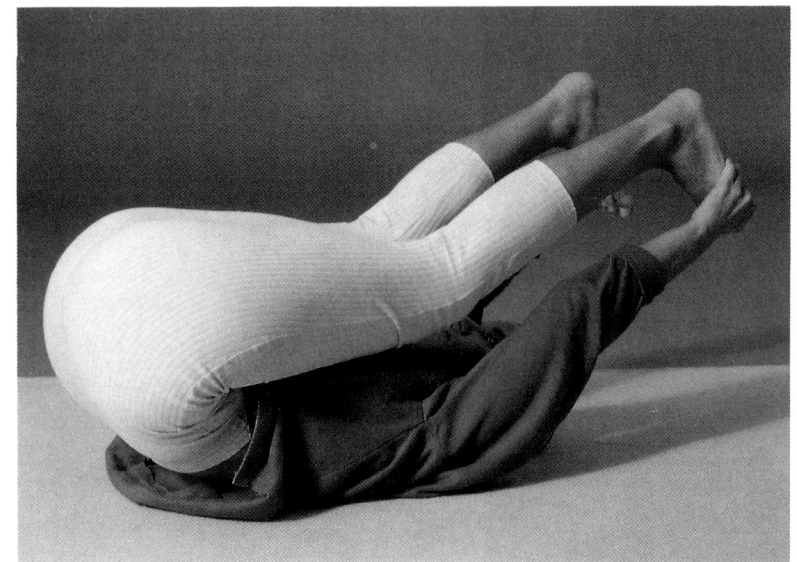

Bioenergetischer Pflug – durch das Wegdrücken der Fersen nach hinten wird der Kreuzbeinbereich angehoben.

Wenn Sie soweit zurückgerollt sind, daß die Beine zur Decke zeigen, lassen Sie die Zehen los und gehen wieder in die Grundposition (→ Seite 52).

Tief atmen

Atmen Sie während des Zurückrollens so tief wie möglich ein, und bewegen Sie dabei sanft den Kiefer. Beim tiefen Ausatmen geben Sie Töne von sich, etwa »uaah«.

Sie werden bemerken, daß einige Stellen Ihrer Wirbelsäule dazu neigen, steif zu bleiben, und der elastischen Abrollbewegung nicht nachgeben. In diesem Fall rollen Sie sich noch einmal etwas zurück und probieren ein zweites Mal über den starren Bereich abzurollen.

Nachspüren
Gehen Sie wieder in die Grundposition (→ Seite 52). Atmen Sie tief durch, und verfolgen Sie aufmerksam das Fließen Ihres Atems. Spüren Sie nach, an welchen Stellen Sie jetzt durchlässiger sind, wo Sie Erleichterung verspüren. Läßt sich der Brustbereich besser vom Atem bewegen?

Fühlen Sie sich »geerdet«?

Fühlen Sie sich mit der Wirbelsäule gut »geerdet«, ist der Lendenbereich der Wirbelsäule jetzt vollständig in Kontakt mit der Unterlage? Können Sie eine Belebung des gesamten Rückens bemerken? Welche inneren Bilder und Empfindungen sind in Ihnen erwacht?

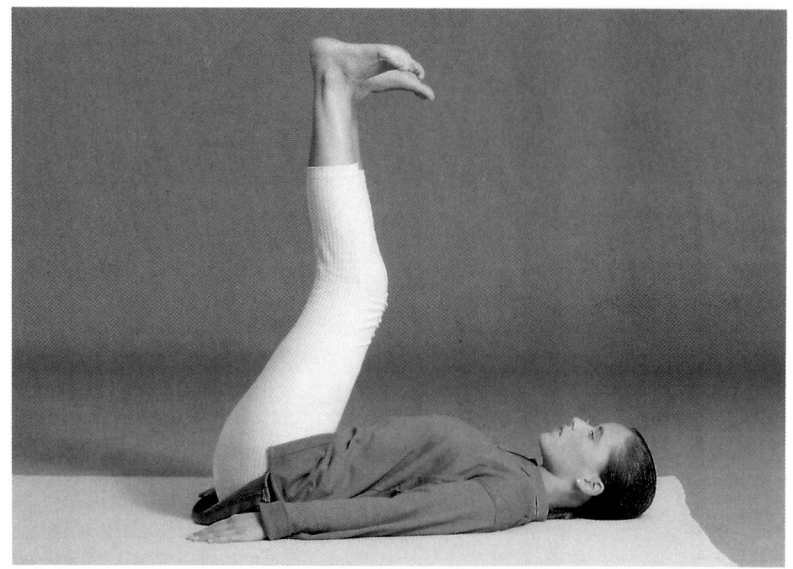

»Himmel und Erde« – die Beine sind senkrecht angehoben, die Zehen zeigen Richtung Gesicht.

Dritte Übung – »Himmel und Erde«

Diese Übung hilft, gestaute Anspannung im Bauch zu lösen. Sie eignet sich außerdem bei funktionellen Beschwerden des Unterbauchs und Beckenbodens, etwa bei Menstruationsbeschwerden, Prostatabeschwerden oder bei eingeschränkter Verdauungsfunktion. Auch Blockaden des Beckenbodens, die sich in verschiedenen Sexualstörungen wie in der Angst vor Hingabe ausdrücken können, lassen sich durch diese Übung lockern.

Vielfältige Wirkungen

Aus der Grundposition (→ Seite 52) ziehen Sie die Knie zur Brust, strecken beide Beine in hüftbreitem Abstand senkrecht nach oben und wenden die Fußsohlen der Zimmerdecke zu; die Knie bleiben dabei gebeugt. Jetzt drücken Sie die Fersen nach oben, so daß die Zehen in Richtung Gesicht zeigen (→ Foto oben).
Wenn Sie Schwierigkeiten haben, die Beine senkrecht hochzudrücken, machen Sie Fäuste und bringen sie unter das Becken rechts und links neben das Kreuzbein.
In dieser Haltung wird eine sich steigernde Spannung in den Beinen und im Bauch entstehen, die sich über ein Vibrieren lösen möchte. Öffnen Sie leicht den Mund, und lassen Sie die Schultern locker!

56

Fersenstöße –
aus der angewin-
kelten Position der
Beine (links)
werden die Fersen
kräftig nach oben
gestoßen (rechts).

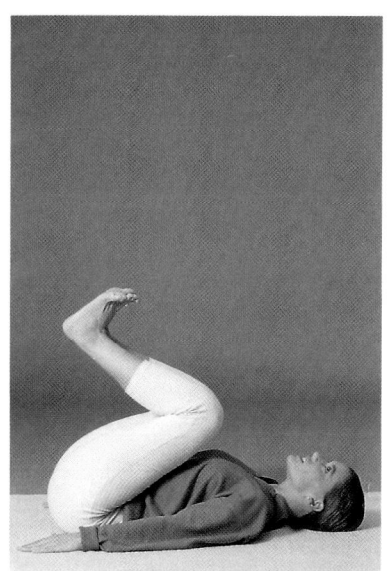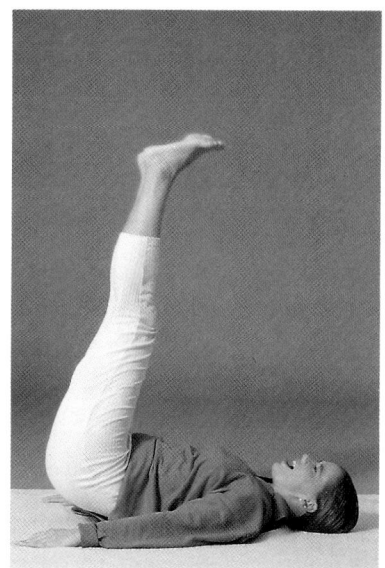

Drücken Sie die Fersen weiterhin nach oben, lassen Sie die Vibrationen
in den Beinen sich verstärken, ohne sie jedoch willentlich zu intensivieren; sie stellen sich meist nach einer Weile von selbst ein. Halten Sie
diese Spannung, solange Sie können, aufrecht, dann senken Sie Ihre
Beine wieder in die Grundposition (→ Seite 52).

Anstrengung
ausdrücken

Atmen Sie während der Übung tief durch den Mund in den Unterbauch,
atmen Sie tönend aus und bringen die Anstrengung »hemmungslos«
zum Ausdruck.

Fersenstöße
Aus der Grundposition (→ Seite 52) heben Sie die Beine und stoßen
mit aller Kraft und solange Sie können die Fersen abwechselnd senkrecht nach oben (→ Fotos oben). Begleiten Sie die Stöße mit lauter
Stimme und Worten wie »Weg!« oder »Laß mich!«.

Nachspüren
Wenn Sie sich verausgabt haben, gehen Sie in die Grundposition (→
Seite 52) zurück, atmen tief und langsam durch und lassen dabei zarte,
tiefe Laute kommen. Schließen Sie die Augen. Spüren Sie dem Pulsie-
ren, den Bewegungen in Ihrem Bauch nach – hören Sie in sich hinein.
Wahrscheinlich haben Sie das Gefühl eines größeren körperlichen

Innere Regungen
atmend
beantworten
Innenraums als vor der Übung, vor allem im Bauch. Lassen Sie die Empfindungen zu, die sich ausbreiten möchten. Innere Regungen beantworten Sie mit tiefen, seufzenden Atemzügen. Bewegen Sie Ihre Gesichtsmuskeln sanft, und lassen Sie Ihre Empfindungen sich auch im Gesicht ausdrücken.

Vierte Übung – Beckenklopfen

Nachdem Sie sich in den Beinen gelöster und entspannter fühlen, bearbeiten Sie jetzt Leisten und Beckenboden.

Gehen Sie in die Grundposition (→ Seite 52), und vergewissern Sie sich, daß Ihre Füße stabil auf dem Boden aufgestellt sind. Jetzt heben Sie das Becken an und klopfen mit dem Bereich des Kreuzbeins leicht federnd auf die Unterlage. Wiederholen Sie diese Bewegung schnell und rhythmisch etwa eine Minute lang. Tun Sie so, als ob Sie Ihr Becken »ausklopfen« wollten, damit sich gestaute Kraft lösen kann. Begleiten Sie jeden Stoß mit einem tief aus dem Becken kommenden Ton.

Gefühl und
Bewegung
verbinden
Durch diese Übung wird oft eine lustvolle Wut geweckt; wenn Sie dieses Gefühl verspüren, verstärken Sie das Klopfen, indem Sie die Bewegung des Beckens steigern und dabei laut Worte wie »Ich will aber« oder »Ich will nicht« ausstoßen. Sollte Ihnen die Intensität dieser Übung jedoch Angst machen, verringern Sie die Heftigkeit des Klopfens (→ Seite 36).

Nachspüren
Gehen Sie wieder in die Grundposition (→ Seite 52), und spüren Sie nach, welche inneren Regungen jetzt aus dem Beckenbereich kommen.

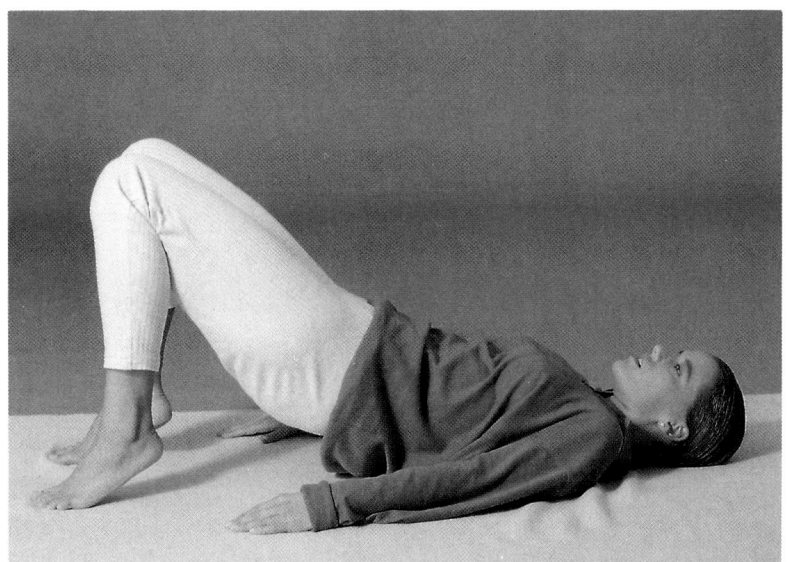

Beckenfeder –
Beine, Becken und
Rücken bilden
einen Brücken-
bogen; in dieser
Position werden die
Fersen abwechselnd
angehoben und
wieder zum Boden
gesenkt.

Fünfte Übung – Beckenfeder

Mit Hilfe dieser Übung kann sich die tiefe Spannungslösung des Bek-
kens nach oben über das Zwerchfell zum Brustkorb ausbreiten.

Gehen Sie in die Grundposition (→ Seite 52), ziehen Sie die Fersen
nah an das Gesäß heran, und stellen Sie die Fußsohlen fest auf den
Boden. Gleichzeitig heben Sie das Becken an und bringen es so hoch
wie möglich, bis Beine, Becken und Rücken einen Brückenbogen bilden
(→ Foto oben). Anschließend lockern Sie die Gesäßmuskulatur und
lassen Ihr Becken ein kleines Stück – etwa 10 Zentimeter – zurück-
sinken. Jetzt heben Sie zentimeterweise und ganz langsam die Fersen
an und lassen sie ebenso langsam wieder bis fast zum Boden zurück-
kommen. Bewegen Sie die Fersen mehrmals langsam hoch und hinun-

Vibrieren
mit Körper
und Stimme

ter, bis die Beine zu zittern beginnen. Achten Sie darauf, daß Kiefer
und Gesäß dabei entspannt sind. Lassen Sie die Vibration sich verstärken, indem Sie sich mit den Fersen auf den Punkt zubewegen, an dem
das Zittern reflexartig ausgelöst wird. Lassen Sie das Ausbreiten der
Vibrationen bis in das Becken und die Bauchdecke zu.
Machen Sie die Übung, so lange Sie Spaß daran haben, atmen Sie
tief dabei, und lassen Sie genußvolle tiefe Töne entstehen.

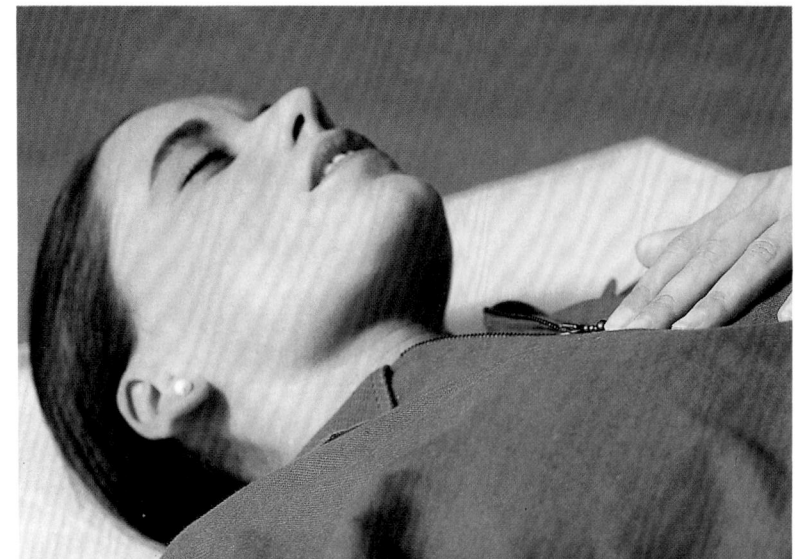

Inneres Lächeln –
nach anfänglicher
Entspannung des
Gesichts sanft
nach innen
lächeln, in den
Brustbereich, in
das Herz.

Sechste Übung – Inneres Lächeln

Das »Innere Lächeln« ist eine uralte und bewährte Methode aus der chinesischen Gesundheitslehre, in der die Kraft des Lächelns für das Erwecken heilsamer Energie eingesetzt wird.

Gehen Sie in die Grundposition (→ Seite 52). Entspannen Sie Ihre Gesichtszüge, indem Sie das Gesicht zuerst zu Grimassen verziehen und anschließend entspannen. Schließen Sie die Augen. Atmen Sie tief und erleichternd durch.
Nun gehen Sie in das Innere Lächeln: Spüren Sie, wie sich die Wangen und Mundwinkel leicht anheben, sich der Mund sanft öffnet – beginnen Sie, nach innen zu lächeln. Bringen Sie Ihr Lächeln in die Augen. Schicken Sie »lächelnde Energie« in den Brustbereich. Lächeln Sie eine Weile in den Bereich Ihres Brustbeins und Herzens (→ Foto

Die Antwort
auf das Lächeln

oben). Sie werden bald eine intensive und wohltuende innere Weitung spüren. Bleiben Sie empfänglich für die Resonanz, die aus Ihrem Inneren auf das Innere Lächeln folgt. Vielleicht steigt ein warmes Gefühl in Ihnen auf, sei es Traurigkeit, Sehnsucht, Freude, Lust.
Lächeln Sie diesem Gefühl zu, nehmen Sie es als Ihre augenblickliche Wirklichkeit an. Ebenso können Bilder und Phantasien auftauchen.

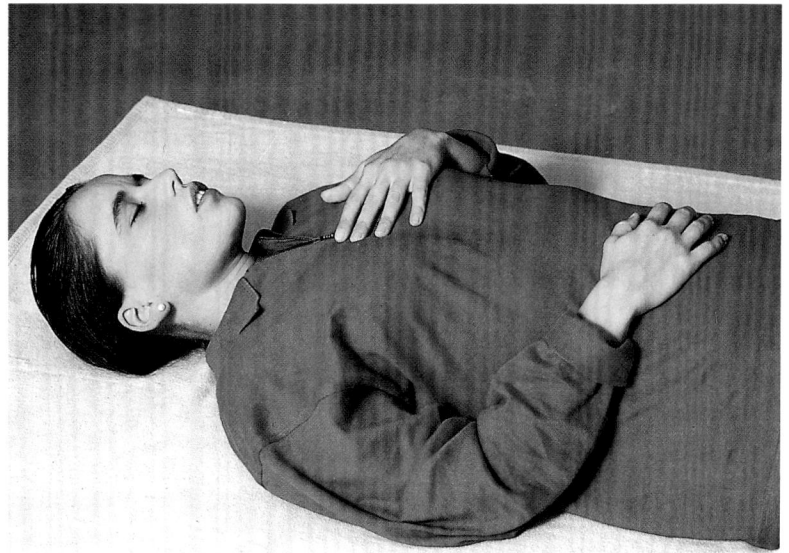

**Berühren und
Beatmen** – eine
Hand liegt auf
dem Brustbein,
die andere auf
einer Stelle, die
einer Berührung
freundlich »ent-
gegenkommt«.

Bewerten Sie nicht, sondern begleiten Sie jedes kleine Geschehen
mit einem sanften Atemlaut. Sie werden bemerken, wie Ihre innere
Landschaft erblüht, daß Sie weicher und zugänglicher werden.

Siebte Übung – Berühren und Beatmen

Mit Hilfe dieser Übung können Sie mehr von Ihren inneren Räumen
erfahren und sie zugleich aktiv »in Besitz« nehmen.

Berühren
Gehen Sie in die Grundposition (→ Seite 52). Strecken Sie die Beine
aus, und legen Sie eine zusammengerollte Decke unter die Kniekehlen.
Spüren Sie nach innen, lassen Sie sich treiben. Legen Sie eine Hand
auf Brustbein und Herzzentrum, die andere Hand auf eine Stelle, die
den freundlichen Kontakt zu Ihrer Hand gerne mag (→ Foto oben).
Atmen Sie mit leicht geöffnetem Mund in die Stellen hinein, die Sie
berühren.

*Atmen –
die Berührung
von innen*

Wenn Sie nach einer Weile feststellen, daß Sie die Hände verlagern
möchten, tun Sie es. Gehen Sie Ihren Bedürfnissen nach, und unterstützen Sie sich dort, wo Sie es möchten. Berühren Sie sich wirklich,
nehmen Sie mit Ihrer Handfläche die Stellen an, auf denen sie liegt.

Welche Resonanz spüren Sie auf Ihre Berührung? Wenn es eine Empfindung wie etwa aufsteigende Traurigkeit ist, legen Sie eine Hand auf
die Stelle, an der Sie dieses Gefühl spüren. Entspannen Sie Ihr Gesicht,
und stellen Sie sich vor, wie eine warme goldene Abendsonne auf
Ihr Gesicht scheint, und Sie dieses Licht tief in sich einatmen. Wenn Sie
spüren, daß der Augenhintergrund sich allmählich warm erhellt und
entspannt, lassen Sie von dort wieder das Innere Lächeln aufgehen und
sich über Wangen und Mund ausbreiten.

Heilendes Lächeln
Jetzt erinnern Sie sich für einen Moment an eine Sorge, die Sie sich im
Hinblick auf Ihren Körper machen. Vielleicht schämen Sie sich einer
Stelle Ihres Körpers, die Sie ablehnen oder an der Sie körperliche
Beschwerden haben. Lokalisieren Sie diese Stelle, und lächeln Sie ihr
zu – atmen Sie dabei tief durch! Dies mag Ihnen erst einmal sehr un-
gewohnt vorkommen, versuchen Sie es trotzdem. Vielleicht werden Sie
erleben, daß diese Stelle in Ihnen zu reagieren beginnt und plötzlich
warm und lebendig wird; vielleicht erwacht dort ein ungewohntes
Gefühl. Atmen Sie tief durch, und lächeln Sie auch diesem Gefühl zu.
Erlauben Sie spontane Regungen und Bewegungen!

Achte Übung – Auftauchen und Beenden

Nach der tiefen Entspannung, die Sie erfahren haben, bauen Sie in der abschließenden Übung die Spannkraft Ihres Körpers wieder auf, um mit »beiden Beine« und in neuer Wachheit wieder auf der Erde zu stehen.

Strecken und Räkeln

Wie eine Katze

Gehen Sie in die Grundposition (→ Seite 52). Beginnen Sie, sich allmählich wie eine Katze genußvoll zu räkeln und zu dehnen, die Handballen wegzudrücken, die Fersen einzeln von sich wegzuschieben. Atmen Sie dabei tief durch, räkeln, wälzen, stöhnen und tönen Sie nach Herzenslust (→ Foto Umschlagrückseite).

Moslemische Gebetshaltung

Durch den Atemkanal atmen

Anschließend drehen Sie sich auf den Bauch und genießen für einige Augenblicke diese Lage. Jetzt gehen Sie langsam in die »Moslemische Gebetshaltung«: Ziehen Sie die Knie an den Körper, und schieben Sie das Gesäß soweit nach hinten, daß es auf den Unterschenkeln oder Fersen ruht; die Unterschenkel sind etwa 20 Zentimeter auseinander. Bilden Sie mit den Handinnenflächen eine Schale, in die Sie Ihre Stirn legen, lassen Sie den Brustkorb aushängen. Anus- und Dammbereich fühlen sich entspannt und leicht geöffnet an. Atmen Sie tief und sanft tönend durch; stellen Sie sich einen Atemkanal vor zwischen dem leicht geöffneten Mund und dem Anus, als ob das tieftönende Ausatmen zum Anus entweichen würde. Wenn Sie dem Atem auf diese Weise eine Weile nachgegangen sind, beginnen Sie, mit den Händen einen sanften Druck auf Stirn und Schläfen auszuüben, um ihn anschließend wieder zu lösen. Die Bewegung der Hände gleicht einer sanften Melkbewegung, die Sie etwa 10mal wiederholen.
Lassen Sie nun die Stirn einige Male leicht in der Schale Ihrer Hände kreisen. Bleiben Sie in dieser Position, ruhen Sie sich aus, und spüren Sie nach, was im Inneren geschieht.

Auftauchen und Beenden – aus der Moslemischen Gebetshaltung zuerst das Becken anheben (links); anschließend die Beine langsam strecken, der Oberkörper bleibt gebeugt (rechts).

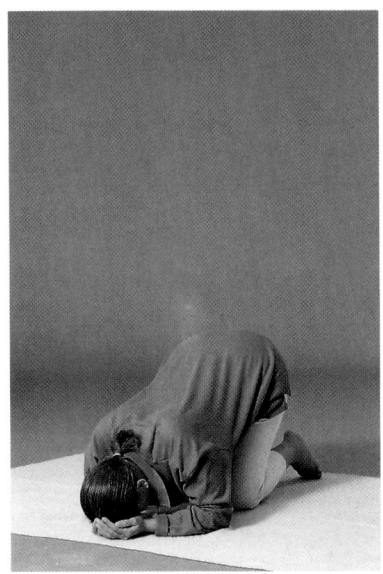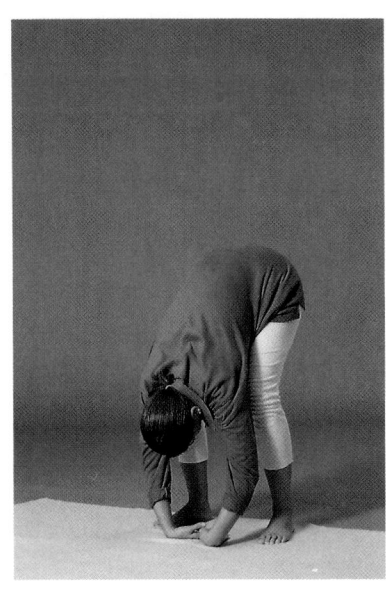

In Zeitlupe aufrichten

Auftauchen

Aus der Gebetshaltung gehen Sie in die Hocke. Bringen Sie das Gesäß hoch, und strecken Sie langsam die Beine, wobei der Oberkörper weiterhin nach vorne gebeugt bleibt. Sobald Ihre Beine aufgerichtet sind, beginnen Sie, den Oberkörper allmählich Wirbel für Wirbel aufzurichten, Nacken und Kopf zuletzt (→ Fotos oben und Seite 65). Dann streifen Sie das Gesicht aus (→ Seite 50).

Nachspüren

Stellen Sie sich hin, wie es Ihnen angenehm ist, oder gehen Sie in die Grundposition (→ Seite 39), und machen Sie Bestandsaufnahme: Wie fühlen Sie sich jetzt? Wie nah sind Sie sich selbst? Wie fließt Ihr Atem – frei, entspannt, ungezwungen? Wie erleben Sie Ihren Körper? Wie fühlen sich Ihre Augen an, wie klar ist Ihr Blick?

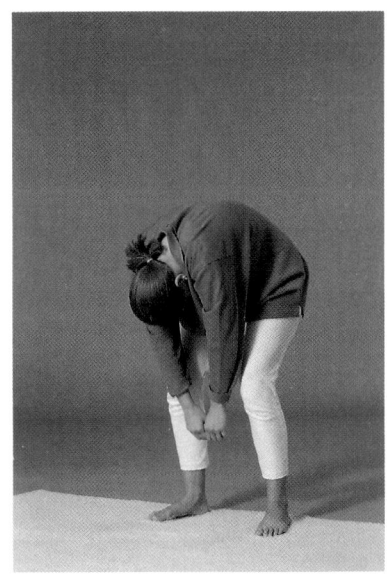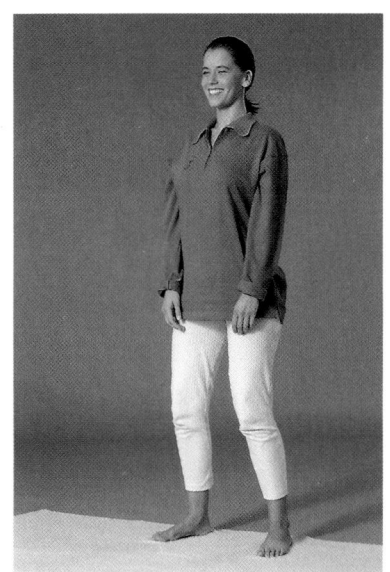

Auftauchen und Beenden – den Oberkörper langsam Wirbel für Wirbel aufrichten (links), bis die Grundposition im Stehen erreicht ist (rechts).

Übergang in den Alltag

Bewahren Sie sich Erlebtes

Wenn Sie jetzt in Ihren Alltag zurückgehen, »schalten« Sie bitte nicht einfach »um«. Versuchen Sie, sich etwas von dem, was Sie während der Übungsarbeit berührt haben, zu bewahren und mit in den Alltag zu nehmen.

Im Anschluß an die ergänzenden Übungen (→ Seite 66) werden wir Ihnen einige Anregungen geben, wie Sie Bioenergetik in verschiedenen Alltagssituationen für Ihre persönliche Entwicklung, für Ihre Gesundheit und für eine bessere Lebensqualität nutzen können (→ Seite 88).

Ergänzende Übungen

Wenn Sie sich nach etwa fünfmaligem Üben mit dem Grundübungszyklus vertraut gemacht haben, können Sie eine oder mehrere der ergänzenden Übungen entweder dazunehmen oder auch alternativ durchführen.

Sich einstimmen und nachspüren – die innere Achtsamkeit erweitern

Vertiefung der Selbst- wahrnehmung

Wenn Sie mit der »inneren Achtsamkeit« (→ Seite 38) einige Übung haben und mit dem Nachspüren vertraut sind, empfehlen wir Ihnen, immer wieder einmal die folgende erweiterte Variante zu nutzen. Sie fördert die Vertiefung der Selbstwahrnehmung und hilft Ihnen, Veränderungen noch besser wahrzunehmen.

Beginnen Sie wie gewohnt die Übung der inneren Achtsamkeit (→ Seite 38). Stellen Sie sich zusätzlich folgende Fragen: Wie erlebe ich in diesem Augenblick mein inneres Kind (→ Seite 35)? Wie ist die Reaktion meines Körpers darauf? Geben Sie diesem augenblicklichen inneren Zustand einen Namen, ein Bild, eine Phantasie oder eine Farbe. Versuchen Sie für das, was Sie gerade gefühlsmäßig erleben, einen Bewegungsausdruck zu finden.

Übungen zum Erden

Sie brauchen für die folgende Übung eine etwa einen Meter breite, frei zugängliche Wand. Wenn die Wand kalt ist, nehmen Sie eine Decke, die Sie zwischen Wand und Rücken klemmen. Ein weitere Decke dient als Unterlage.

Wand-Sitz

Im rechten Winkel »sitzen«

Lehnen Sie sich in der Grundposition (→ Seite 39) mit Rücken und Gesäß an die Wand, wobei die Knie leicht gebeugt bleiben. Die Füße stehen hüftbreit auseinander mit ganzer Sohle fest auf dem Boden. Beginnen Sie nun, langsam an der Wand entlang hinunterzugleiten, bis Ihre Knie rechtwinklig gebeugt sind. Die Waden sind senkrecht. Bleiben Sie in dieser Position; bald werden Sie eine zunehmende Spannung in den Schenkeln und Knien bemerken. Halten Sie diese Spannung, so lange Sie können – möglichst noch etwas darüber hinaus.
Atmen Sie dabei tief ein, langsam und tönend aus dem Unterbauch wieder aus. Wenn die Belastung zunimmt, bringen Sie die Anstrengung über Laute zum Ausdruck. Bewegen Sie dabei den Kiefer mit Kaubewegungen hin und her.

Oberschenkel-Vibration

Die Stimme hilft mit

Jetzt heben Sie allmählich die Fersen an, Millimeter für Millimeter, wodurch sich die Spannung in den Waden erhöht. Wenn die Beine zu vibrieren beginnen, verändern Sie die Position der Fersen so, daß sich das Vibrieren gut entfalten kann. Bleiben Sie in dieser Position so lange, wie es Ihnen möglich erscheint, oder sogar etwas darüber hinaus. Verausgaben Sie sich richtig, so daß sich tiefe Spannungen in Bauch und Beinen lösen können!
Atmen Sie dabei tief ein und mit langgezogenem Ton, etwa »aaah«, wieder aus; vielleicht können Sie die Vibrationen der Beine auch in die Stimme übergehen lassen. Spüren Sie, wie die Vibrationen die Spannung in den Beinen lösen und über die Stimme abgeben.

Zum Boden kommen

Wenn Sie sich nicht mehr halten können, rutschen Sie langsam an der Wand entlang zum Boden. Dort angekommen, legen Sie sich mit dem Rücken auf die vorbereitete Decke und stellen die Beine auf (→ Grundposition im Liegen, Seite 52). Wenn Ihre Beine in dieser Haltung leicht zu vibrieren beginnen, so ist das vollkommen natürlich – es sind kleine Entladungen in der Muskulatur.
Atmen Sie ruhig und tief in den Bauch hinein und mit sanften Tönen wieder aus.

Genießen Sie Ihre Empfindungen

Genießen Sie die erlösenden Empfindungen, die in Ihnen aufsteigen. Wenn Sie ein sanftes, warmes Strömen in den Beinen zum Becken hin spüren, begleiten Sie es mit Ihrer Wahrnehmung und lassen aufkommende Gefühle und innere Bilder sich ausbreiten; »kommentieren« Sie dieses Erleben immer wieder mit einem tiefen und sanften Ausatmen.

Strömen

Diese Übung bringt Energie in die Füße und erdet Sie. Sie belebt die Fußgelenke, wenn Verspannungen und Blockierungen dazu geführt haben, daß Sie sich nicht sicher auf Ihren Füßen fühlen.
Sie brauchen für diese Übung eine Decke als Unterlage.

Fußkreisen

Gehen Sie in die Grundposition im Liegen (→ Seite 52), und ziehen Sie die Oberschenkel an den Bauch. Lassen Sie die Unterschenkel hängen, der Abstand zwischen den Füßen beträgt etwa 20 Zentimeter. Nun beginnen Sie, mit beiden Füßen Kreise zu beschreiben. Machen Sie mit den Füßen einen möglichst großen Kreis, ohne jedoch die Beine mitkreisen zu lassen. Nach einer Weile werden Sie eine zunehmende Anstrengung spüren; setzen Sie das Kreisen trotzdem fort. Hören Sie erst dann auf – nach drei bis fünf Minuten –, wenn Sie wirklich nicht mehr können!

Nur die Füße bewegen

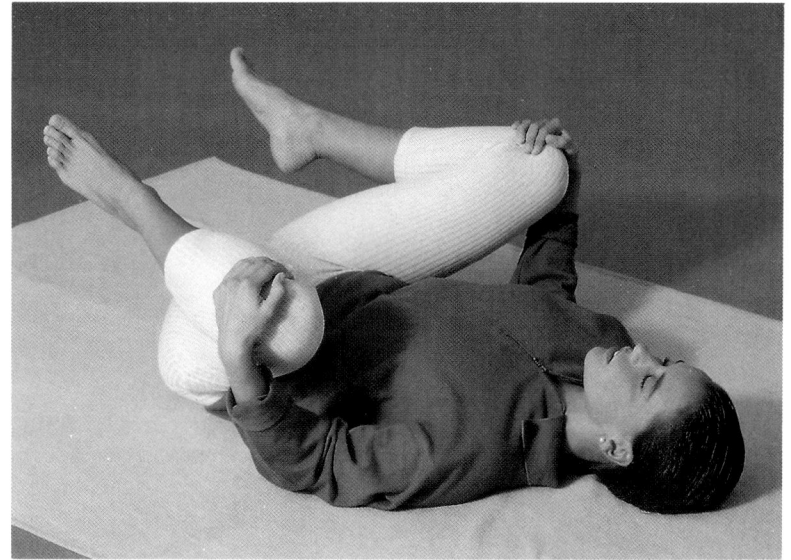

Beckenboden öffnen – die angewinkelten Beine fallen entspannt nach außen.

Atmen Sie dabei tief durch, und drücken Sie die Anstrengung durch Seufzen und Stöhnen aus.

Beckenboden öffnen

Gehen Sie wieder in die Grundposition im Liegen (→ Seite 52). Heben Sie die Knie leicht an und halten sie mit den Händen fest. Nun lassen Sie die Beine – mit den Händen an den Knien – seitlich auseinanderfallen (→ Foto oben).

Zunehmende Entspannung

Genießen Sie diese Position und stellen sich dabei vor, Ihr sanft tönendes Atmen würde zur Anus-Damm-Geschlechtsregion entweichen; bewegen Sie dabei zart Zehen, Lippen und Nasenflügel. Stellen Sie sich vor, der Beckenboden würde sich allmählich entspannen und weicher werden.

Übungen zum Aggressionsausdruck

Oft beschränken wir uns darauf, nur in Gedanken ärgerlich zu sein, statt diesen Ärger auch körperlich auszudrücken und uns damit Luft zu machen. Zurückgehaltene aggressive Impulse aber bezahlen wir mit Lebenskraft; depressive Verstimmtheit mit ihrer typischen trüben Dumpfheit – »Ich sehe alles schwarz « – ist eine Ausdrucksform davon.

Belebung und Entladung

Belebung und Entladung der aggressiven Impulse in einem sicheren Rahmen können Ihnen helfen, wieder »klar zu sehen«.
Die Fähigkeit, Abgrenzung und Ärger in angemessenen körperlichen Ausdruck zu bringen, gibt uns ein Gefühl von »Ich bin« und öffnet die Quellen unserer Kraft. Nur wer sich mit »Nein«-Sagen abgrenzen kann, kann auch »Ja« sagen und sich vom Herzen her zuwenden.

Schlagen

Diese Übung richtet sich direkt an Ihr Wut- und Ärgerpotential (→ auch Seite 43). Sie entlädt die verspannte Rücken- und Schultermuskulatur, vertieft die Atmung und löst Spannungen in der Augenmuskulatur.
Sie brauchen für die Übung ein dickes, festes Kissen oder ein Polster, das hüfthoch auf einer stabilen Unterlage wie einem Bett oder einem Sessel liegt.

Stellen Sie sich in der Grundposition (→ Seite 39) vor das Kissen, die Füße stehen etwa 50 Zentimeter auseinander. Achten Sie darauf, daß Sie festen Bodenkontakt haben. Ballen Sie die Hände zu Fäusten, und heben Sie die Arme so weit wie möglich hinter den Kopf.

Spüren Sie Ihre Kraft

Sammeln Sie Ihre ganze Kraft, und schlagen Sie dann mit voller Wucht gezielt auf das Kissen (→ Foto Seite 71). Wiederholen Sie dies mehrere Male.
Atmen Sie beim Hochnehmen der Arme tief durch den Mund ein und bewegen Sie den Kiefer nach vorne. Mit dem Schlagen atmen Sie tief aus und sagen dazu ein Kraftwort, das Ihre Wut oder zornige Kraft ausdrückt, etwa »Nein!«, »Mir reicht's!«, »Laß mich!«, »Du Schwein«, »Ich will nicht«.

Schlagen – nach weitem Ausholen mit den zu Fäusten geballten Händen kräftig auf Kissen oder Polster schlagen.

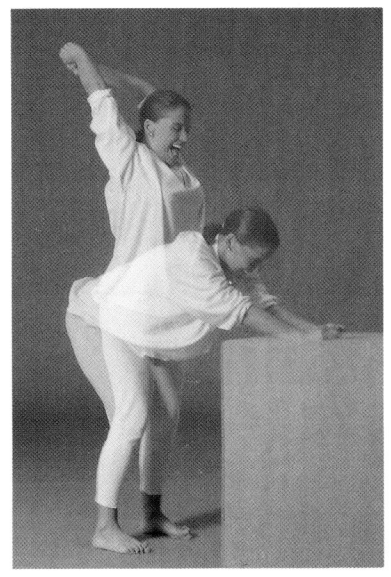

Lassen Sie dabei die Augen geöffnet; verengen Sie die Augenlider, um die Aggression auch über den Blick zum Ausdruck kommen zu lassen. Sperren Sie sich beim Schlagen nicht mit dem Nacken gegen die Abwärtsbewegung, sondern lassen Sie los, so gut Sie können.
Wenn Ihnen der Ausdruck von Wut Angst macht, üben Sie mit weniger Kraft, oder führen Sie die Übung erst dann aus, wenn Sie sich dazu bereit fühlen.

Unmittelbar nach mehrmaligem Schlagen werden Sie sich sicher aufgewühlt und außer Atem fühlen, wahrscheinlich schwitzen Sie auch und der Körper pulsiert. Wenn Sie ein inneres Beben verspüren, begleiten Sie diese Regung mit innerer Achtsamkeit.

Austoben

Auch diese Übung hilft, sich zu verausgaben und gestauten Ärger oder Streß zu lösen.

Bitte beachten Sie

Sie brauchen dafür eine dicke Decke als Unterlage oder eine Matratze – nicht jedoch ein Bett, an dessen hervorstehenden Holzteilen Sie sich verletzen könnten! Die Unterlage sollte frei im Raum liegen, damit Sie sich ungehindert nach allen Seiten bewegen können.

Gehen Sie in die Grundposition im Liegen (→ Seite 52). Atmen Sie einige Male tief ein und aus; dann atmen Sie ein und halten den Atem für etwa 20 Sekunden an.
Nun beginnen Sie vehement und kräftig mit den Füßen abwechselnd auf den Boden zu stampfen (→ Foto Seite 72).
Wichtig: Die Beine bleiben angewinkelt, die Fußsohlen werden flach aufgesetzt, da Sie sich sonst verletzen könnten!

Austoben – mit
den Füßen ab-
wechselnd kräftig
aufstampfen,
gleichzeitig mit
den Fäusten auf
den Boden
schlagen.

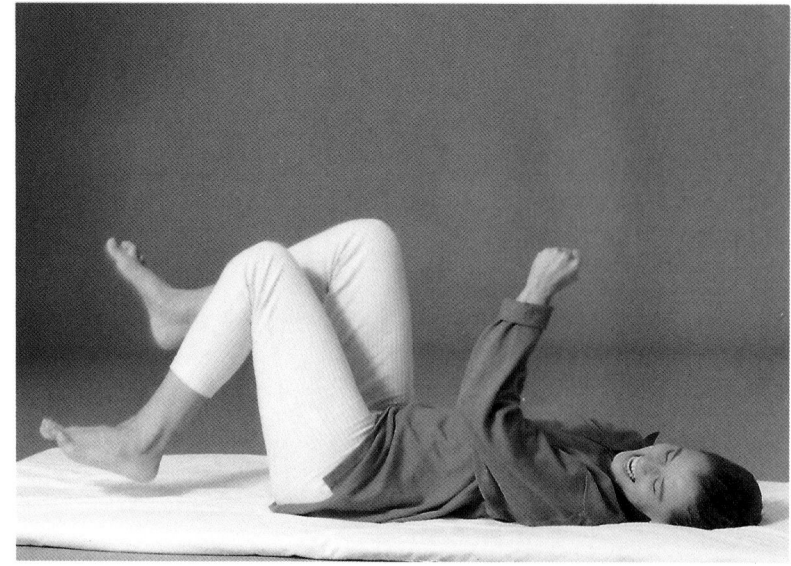

Steigern Sie allmählich die Geschwindigkeit. Lassen Sie die Augen
geöffnet. Treten Sie so lange, bis Sie sich verausgabt haben.

*Tiefe Laute
kommen lassen*

Begleiten Sie die Bewegung von Anfang an mit lauter Stimme! Entweder Sie lassen nur tiefe Laute kommen – während des Ausatmens etwa
ein langgezogenes »aaah« – oder Sie gebrauchen Worte wie
»Neeeiin!«.

Eine noch intensivere Variante besteht darin, daß Sie gleichzeitig
mit den Fäusten und den Ellbogen abwechselnd auf die Unterlage
schlagen.

Nachspüren

Jetzt lassen Sie sich Zeit, den Auswirkungen nachzuspüren.
Sie werden eine Reihe von Körperreaktionen wahrnehmen: Schwitzen,
Pulsieren, ein Gluckern im Unterbauch, Vibrieren und einen vertieften
und beschleunigten Atem. Erlauben Sie diesen Wirkungen, sich aus-
zubreiten.
Diese Übung kann zu heftigen Gefühlsreaktionen führen, etwa dem
Wunsch zu weinen oder einer tiefen Berührtheit. Gehen Sie freundlich
mit diesen Regungen um, lassen Sie sich Zeit, sie wahrzunehmen, sie

anzunehmen. Bitte bewerten Sie nicht! Alle Gefühle sind natürlich und haben ihre Berechtigung. Legen Sie Ihre Hände auf Körperstellen, an denen Ihnen eine tröstende und bergende Berührung gut tut.

Beckenstampfen

Diese Übung ist eine stärkere Variante zu der Übung »Beckenklopfen« (→ Seite 58) und hilft, tief im Bauch gestaute Gefühle zu lösen. Sie ist sehr wirksam bei allen funktionellen Beschwerden des Unterbauchs und des Beckenbodens, etwa bei Menstruationsbeschwerden, Prostatabeschwerden oder einer eingeschränkten Verdauungsfunktion.

Vielfältige Wirkungen

Außerdem hilft sie bei Blockaden des Beckenbodens, die sich in verschiedenen Sexualstörungen wie der Angst vor Hingabe ausdrücken können.
Es ist sinnvoll, diese Übung erst nach einer Vorbereitung durch die Übung »Himmel und Erde« (→ Seite 56) durchzuführen.
Sie brauchen dafür eine dicke Decke als Unterlage. Achten Sie aber darauf, daß die Unterlage nicht zu weich ist und Sie doch davor schützt, sich Schmerzen zuzufügen. Vor allem sehr schlanke Menschen mit wenig ausgeprägter Muskulatur sollten für den unteren Rückenbereich eine zweite Decke nehmen.
Wichtig: Wenn Sie unter einem Lendenwirbel-Syndrom (LWS) leiden, befragen Sie Ihren Arzt.

Kraftvoll und rhythmisch

Gehen Sie in die Grundposition (→ Seite 52), heben Sie das Becken an und stampfen mit dem Kreuzbeinbereich kräftig auf die Unterlage. Jeder Stoß läßt das Becken wieder nach oben federn, so daß ein Stoß unmittelbar dem anderen folgt.
Es soll eine kraftvolle, rhythmische Bewegung sein, die Sie so lange wiederholen, bis Sie nicht mehr können.
Begleiten Sie das Stampfen mit lauter Stimme. Protestieren Sie! Zu jedem Stoß rufen Sie Worte wie etwa »Nein!« oder »Ich will nicht!«.

Nachspüren

Bleiben Sie eine Weile mit geschlossenen Augen in der Grundposition liegen, und spüren Sie dem Pulsieren in Unterbauch und Beckenboden nach. Legen Sie für einige Augenblicke Ihre Hände seitlich auf die Hüftknochen und drücken diese leicht von außen in Richtung Nabel.

Das Becken »setzt« sich

Vielleicht bemerken Sie, daß sich allmählich etwas in Ihrem Becken »setzt«; dies ist ein Zeichen für eine Entspannung des Beckenbodens. Lassen Sie aufkommende Gefühle »erblühen«, und begleiten Sie diese Empfindungen mit Ihrer inneren Aufmerksamkeit. Bewerten Sie nicht. Atmen Sie durch den Mund tief in den Bauch, und erlauben Sie sich Seufzer beim Ausatmen.

Übungen zur Vertiefung des Atems

Kontakt zu sich selbst

Durch diese Übungen werden Wirbelsäule, Brustkorb, Nacken und Kehle gedehnt und geweitet, der Beckenboden wird durchblutet. Gleichzeitig wirkt die Übungsfolge streßlösend und erdend, vertieft die Atmung und stärkt den Kontakt zu sich selbst. Gefühle, die in Becken, Brustkorb und Hals zurückgehalten werden, können sich allmählich lösen.
Sie brauchen für die folgenden Übungen eine Decke als Unterlage und die Atemrolle (→ Seite 29).

Dehnung des Zwerchfells und der Lenden

Dehnen in alle Richtungen

Gehen Sie in die Grundposition (→ Seite 52), legen Sie die Atemrolle unter die Schulterblätter (→ Seite 53). Heben Sie die Arme nach hinten und legen sie ausgestreckt seitlich neben dem Kopf auf den Boden; der Mund ist leicht geöffnet. Jetzt schieben Sie sich langsam in Kopfrichtung auf der Rolle entlang, bis Sie mit dem unteren Lendenwirbelbereich auf der Rolle liegen (→ Foto Seite 75). Kopf und Füße bleiben auf dem Boden. Bleiben Sie einige Minuten in dieser Position und bewegen Sie sich hin und wieder leicht auf der Rolle nach vorwärts, rückwärts und

Dehnung des Zwerchfells und der Lenden – den Rücken vom Schulter- bis zum Lendenwirbelbereich auf der Atemrolle abrollen.

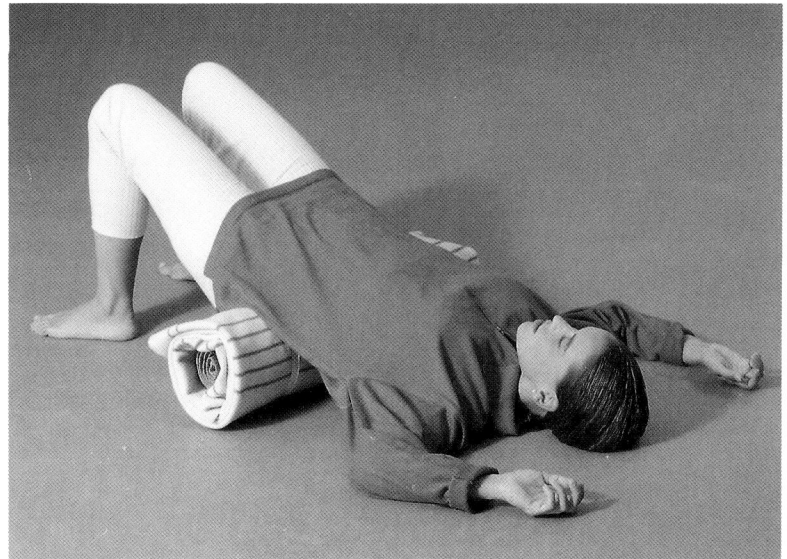

zur Seite. Auf diese Weise können Sie erkennen, ob und an welcher Stelle sich Spannungen im unteren Rückenbereich zeigen. Atmen Sie tief und langsam in die Dehnungsempfindungen hinein. Wenn leichte Schmerzen auftreten, atmen Sie den Schmerz mit Tönen aus.

Beckenklopfen auf der Atemrolle

Rollen Sie sich jetzt noch ein Stück auf der Rolle entlang, bis sie unter dem Gesäß liegt. Bewegen Sie nun das Becken leicht auf und nieder und klopfen Sie damit auf die Rolle.

Die »erstarrte« Kraft befreien

Wiederholen Sie diese Bewegung schnell und rhythmisch für etwa eine Minute. Tun Sie so, als ob Sie Ihr Becken »ausklopfen« wollten, um die blockierte Kraft zu lösen. Begleiten Sie jeden Stoß mit einem tief aus dem Becken kommenden Ton.

Bei dieser Übung entsteht häufig das Gefühl einer lustvollen Wut. Verstärken Sie das Klopfen, indem Sie die Bewegung des Beckens steigern, und stoßen Sie dabei laut Worte wie »Ich will aber« oder »Ich will nicht« aus. Bereitet Ihnen die Intensität dieser Übung Angst, verringern Sie das heftige Klopfen auf eine Ihnen angenehme Stärke.

Becken beatmen

Tief atmen

Ziehen Sie jetzt die Beine an die Brust und umfassen sie mit den Armen. Atmen Sie tief durch den Mund ein und aus und geben Sie mit den Armen den Atembewegungen nach. Schütteln Sie dann, solange Sie möchten, die Füße aus oder trommeln Sie mit den Fersen kräftig und sehr schnell gegen das Gesäß.

Rücken erden

Schieben Sie sich noch weiter nach oben, in Richtung Kopf, bis Sie von der Rolle herunterkommen, und spüren Sie jetzt, wie Ihr Rücken auf dem festen Boden aufliegt.

Übungen für Schultern und Nacken

*Für alle
»Kopfarbeiter«*

Diese Übungsfolge löst Spannungen in den Schultern und im oberen Rücken, so daß auch Nacken und Kopf entlastet werden. Sie ist vor allem für Menschen geeignet, die viel sitzen und dabei nach unten schauen, etwa an der Schreibmaschine oder am Computer. Sie hilft, wenn Sie unter Leistungsdruck stehen, Ihnen der Chef »im Nacken sitzt«, oder wenn Sie sich zuviel aufgebürdet haben.

»Turm«

Gehen Sie in die Grundposition im Stehen (→ Seite 39). Verschränken Sie die Finger ineinander, heben Sie beide Arme nach oben und drehen Sie die Handinnenflächen nach oben. Recken Sie sich, so weit es nur geht, in die Höhe (→ Foto Seite 77 links). Halten Sie diese Dehnung für 30 bis 60 Sekunden, dann lassen Sie die Arme locker hinunterfallen.

*Die Luft nicht
anhalten*

Achten Sie bei dieser wie bei den folgenden Übungen darauf, daß Sie nicht die Luft anhalten, sondern tief durchatmen, und daß die Knie leicht gebeugt bleiben.

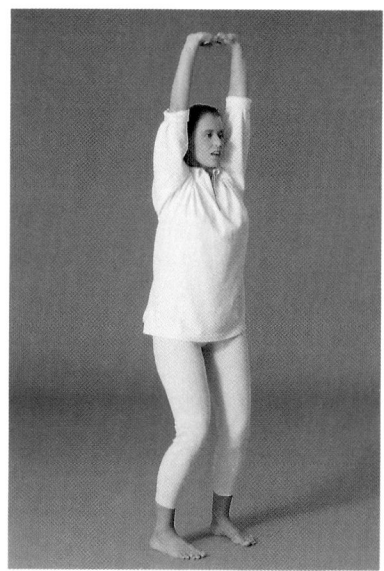 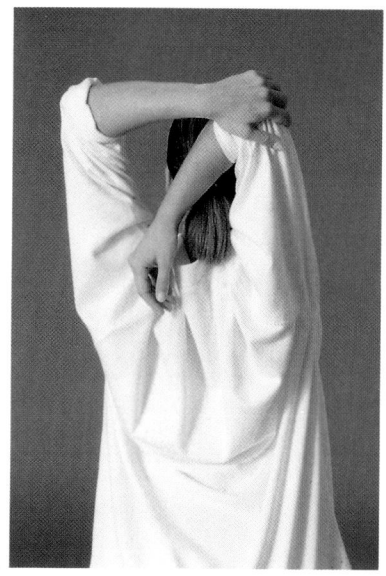

»Turm« – den Oberkörper weit nach oben dehnen, die Knie bleiben leicht angewinkelt (links).

»Flügel stutzen« – das angewinkelte Ellenbogengelenk hinter dem Kopf in Richtung Schulterblätter drücken (rechts).

»Spange«

Gehen Sie in die Grundposition im Stehen (→ Seite 39). Heben Sie die Arme über den Kopf nach oben, und drehen Sie die Handinnenflächen nach außen. Dann führen Sie die Hände zusammen und legen die Handflächen ineinander. Drücken Sie die Hände kräftig gegeneinander.
Halten Sie diesen Druck etwa 30 Sekunden lang.

»Flügel stutzen«

Gehen Sie in die Grundposition im Stehen (→ Seite 39). Heben Sie beide Arme über den Kopf, die Ellbogen sind dabei angewinkelt. Fassen Sie mit einer Hand das Ellbogengelenk des anderen Armes, und drücken Sie es hinter dem Kopf nach unten in Richtung der Schulterblätter (→ Foto oben rechts). Achten Sie darauf, daß der Rücken dabei aufgerichtet bleibt. Nach 30 bis 60 Sekunden lockern Sie die Spannung und wechseln die Seite.

Der Rücken bleibt gerade

Ellbogen drehen

Gehen Sie in die Grundposition (→ Seite 39). Halten Sie Ihre Arme leicht angewinkelt hinter Ihren Rücken, und verschränken Sie dort beide Hände ineinander. Nun bewegen Sie die Ellbogen ganz langsam nach oben aufeinander zu. Bleiben Sie aufrecht stehen, und lassen Sie die entstehende Spannung für 30 Sekunden auf Schultern und Brustkorb einwirken.

Der Spannung nachspüren

Arm-Hebel

Gehen Sie in die Grundposition (→ Seite 39). Halten Sie beide Arme gestreckt nach hinten, und verschränken Sie die Hände ineinander. Nun heben Sie die Hände hinter Ihrem Rücken für 30 Sekunden, so weit es geht, nach oben. Achten Sie darauf, daß der Oberkörper dabei gerade bleibt.

Schultern spannen

Gehen Sie in die Grundposition (→ Seite 39). Halten Sie mit angewinkelten Armen die Ellbogen seitlich hoch, wobei Schultern und Oberarme eine waagerechte Linie bilden. Nun drücken Sie die Ellbogen nach hinten-oben. Halten Sie diese Dehnung etwa zwei Minuten.
Spüren Sie, wie sich Ihre Schulterblätter einander nähern oder berühren, während sich gleichzeitig der obere Teil Ihres Brustkorbs öffnet. Verstärken Sie mit jedem Ausatmen die Dehnung, und lassen Sie beim Einatmen auf keinen Fall mit der Spannung nach.

Beim Ausatmen weiterdehnen

Nachspüren

Gehen Sie wieder in die Grundposition (→ Seite 39). Durchwandern Sie mit Ihrer Aufmerksamkeit die Oberarme, die Schultern, den oberen Rücken und den oberen Brustkorb, und spüren Sie den Veränderungen nach. Fühlen sich diese Bereiche jetzt weicher, wärmer und leichter an?

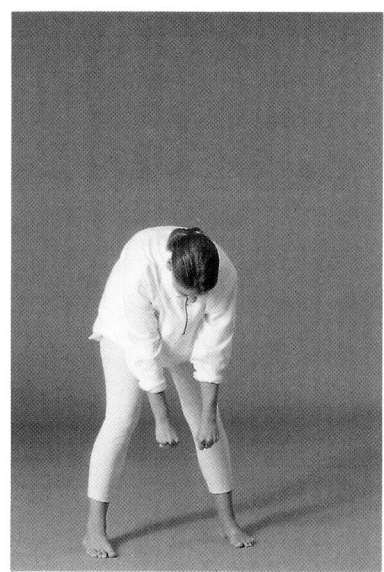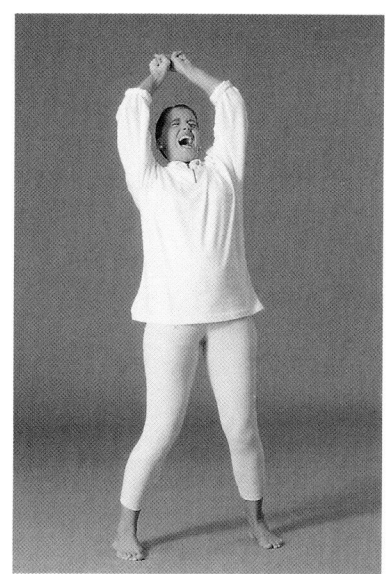

Gewichtheben –
mit aller Kraft ein
imaginäres
Gewicht bis über
den Kopf heben
(links); es in hohem
Bogen weit von
sich wegwerfen
(rechts).

Gewichtheben

Stellen Sie sich breitbeinig hin, die Füße etwa einen Meter auseinander. Die Knie sind stark gebeugt, die Füße stehen fest auf dem Boden. Nun beugen Sie den Oberkörper langsam vornüber, greifen mit den Händen, als ob Sie die Stange einer vor sich auf dem Boden liegenden Hantel umfassen würden, spannen die Muskeln der Arme und des Rückens kräftig an und bewegen sich ganz langsam, als ob Sie schwere Gewichte heben würden, nach oben. Schließlich stemmen Sie Ihr »Gewicht« ganz hoch, halten es für eine kurze Weile und schmeißen es dann in hohem Bogen vor sich auf den Boden (→ Fotos oben). Atmen Sie dabei gepreßt durch die Zähne, stöhnen und ächzen Sie. Sie kennen sicher Bilder von Gewichthebern, deren Eisenhanteln sich unter der Last der Gewichte biegen. Ahmen Sie in Anstrengung und Gestik einen solchen Gewichtheber nach. Wiederholen Sie den Vorgang einmal.

*Alle Muskeln
anspannen*

Nachspüren

Gehen Sie wieder in die Grundposition (→ Seite 39). Spüren Sie erneut in den Schulterbereich. Ist das vorher angenehm lockere Gefühl nun der Empfindung von Anspannung, Härte und Verkrampfung gewichen?

Ellbogen stoßen

Gehen Sie in die Grundposition (→ Seite 39). Halten Sie die angewinkelten Ellbogen seitlich hoch, wobei Schultern und Oberarme
eine waagerechte Linie bilden. Nun ziehen Sie die Arme vor der Brust
Kräftig und zusammen und stoßen kräftig und ruckartig mit den Ellbogen nach
ruckartig hinten. Achten Sie darauf, daß die Bewegung leicht nach oben gerichtet ist. Wiederholen Sie diese Übung etwa 10mal.
Unterstützen Sie die Bewegung durch laute, scharfe Töne, etwa »aa!«.

Seitlich schlagen

Gehen Sie in die Grundposition (→ Seite 39). Schlagen Sie mit dem
Arm, die Hand zur Faust geballt, horizontal von sich weg nach außen-
hinten. Verfolgen Sie die Bewegung der Faust mit einem zornigen Blick.
Gehen Sie dabei im Raum umher. Wiederholen Sie die Bewegung,
die Arme dabei abwechselnd, 5- bis 10mal.
Unterstützen Sie die Bewegung durch Ausrufe wie »Weg!«.

Schultern fallen lassen

Gehen Sie in die Grundposition (→ Seite 39). Ziehen Sie die Schultern
hoch bis in die Nähe der Ohren und lassen Sie sie mit einer kräftigen
Mit lauter Abwärtsbewegung nach unten fallen. Wiederholen Sie die Übung
Stimme 10mal.
Unterstützen Sie die Bewegung durch laute, scharfe Töne wie »pö!«.

Nach unten boxen

Zum Abschluß dieser Übungsfolge gehen Sie wieder in die Grundposition (→ Seite 39). Ballen Sie die Hände zu Fäusten und heben Sie
sie in Schulterhöhe. Boxen Sie 5- bis 10mal mit einer kräftigen Streck-
bewegung der Arme beide Fäuste gleichzeitig nach unten.
Unterstützen Sie die Bewegung durch laute, scharfe Ausrufe wie
»Nein!«.

Nachspüren

*Spüren Sie
Wärme?*

Stellen Sie sich bequem hin oder gehen Sie in die Grundposition
(→ Seite 39), schließen Sie die Augen, und durchwandern Sie erneut
mit Ihrer inneren Achtsamkeit die Oberarme, die Schultern, den oberen
Rücken und den oberen Brustkorb.
Können Sie jetzt Gefühle von Weichheit, Wärme und strömendem
Wohlbefinden wahrnehmen?

Den Kopf entlasten

*Wenn der Kopf
überlastet ist*

Diese Übungsfolge eignet sich hervorragend bei Spannungskopfschmer-
zen, nach Überanstrengung und Streß sowie zur Entspannung nach
schreckhaften Erlebnissen oder wenn Sie Angst empfinden. Die Übung
»erdet« den Kopf und hilft, wenn Sie sich zu sehr »im Kopf« fühlen. Sie
wirkt beruhigend und hilft bei Schlafstörungen. Gleichzeitig hat sie
einen regenerierenden Effekt.
Wenn Sie diese Übung nicht in Verbindung mit dem Grundübungszyklus machen wollen, kombinieren Sie die Übung mit der Fußdehnung
(→ Seite 40) und der »Dehnung mit der Atemrolle« (→ Seite 53).
Sie brauchen dafür eine Decke als Unterlage.

Nackendehnung im Liegen

*Elastischer
Widerstand*

Gehen Sie in die Grundposition im Liegen (→ Seite 52). Formen Sie
die Hände mit ineinander verschränkten Fingern zu einer Schale und
legen sie unter den Hinterkopf. Bewegen Sie die Ellbogen aufeinander
zu, und ziehen Sie mit den Händen den Kopf hoch, bis das Kinn so
weit wie möglich zum Brustbein kommt (→ Foto Seite 82).
Bleiben Sie kurz in dieser Haltung, drücken Sie dann mit dem Kopf
nach hinten, und bieten Sie mit den Händen einen nicht zu starken,
elastischen Widerstand. Die Nackenmuskulatur muß dabei etwas
arbeiten, um den Kopf auf den Boden zu bringen.
Der Mund bleibt dabei geöffnet. Atmen Sie mit sanften Tönen aus.

Nackendehnung im Liegen – den Kopf hochziehen, und das Kinn so weit wie möglich zum Brustbein bringen.

Schädelbasis lösen

Gehen Sie in die Grundposition im Liegen (→ Seite 52). Machen Sie Fäuste und legen Sie sie unter die Muskulatur der Schädelbasis, dem Bereich zwischen Nacken und Hinterkopf. Kreisen Sie mit dem Kopf etwa drei Minuten sehr langsam und aufmerksam auf diesem Widerstand. Dringen Sie leicht in die verspannte Muskulatur ein, indem Sie den Kopf auf den schmerzenden Stellen sanft kreisen und schaukeln. Atmen Sie den Schmerz mit sanften Tönen aus, und bewegen Sie gleichzeitig den Kiefer seitlich hin und her.

Selbstmassage

Schädelbasis »melken«

Gehen Sie in die Grundposition (→ Seite 52). Verschränken Sie wieder die Finger ineinander, und legen Sie den Kopf in diese Handschale, so daß die Daumenballen die seitlichen Bereiche der Schädelbasis betten. Schließen Sie die Augen. Geben Sie nach und nach das gesamte Gewicht des Kopfes ab, bis er ganz in Ihren Händen »ankommt«. Jetzt beginnen Sie sanft, aber deutlich mit den Daumenballen Druck auf den Kopf auszuüben und dann – sehr langsam – diesen Druck wieder zu verringern. Dadurch entsteht eine behutsame, »melkende« Bewegung,

Den Druck allmählich verändern

Hinterkopf und Schläfen »melken« – mit den Daumenballen den Bereich hinter den Ohren (links) und die Schläfen (rechts) in »pumpenden« Bewegungen massieren.

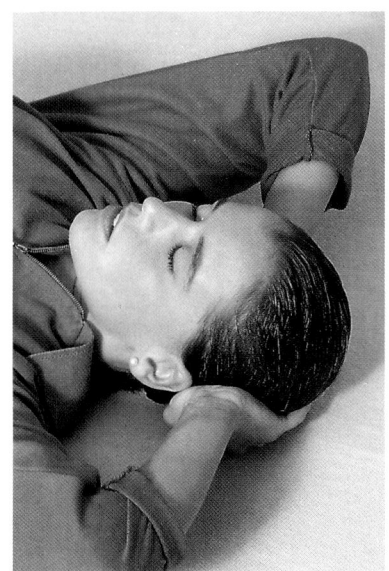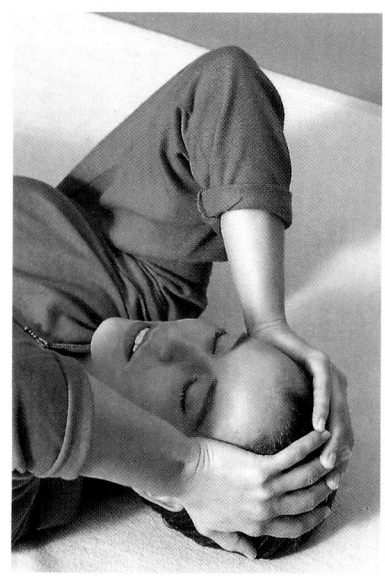

Gesicht und Körper entspannen

die Sie 10- bis 20mal wiederholen. Atmen Sie dabei ruhig ein und aus, und lockern Sie gleichzeitig den Kiefer mit leichten Kaubewegungen.

Wenn Sie mit der richtigen Behutsamkeit und zugleich mit sanfter Kraft vorgehen, wird es Ihnen vorkommen, als würde sich beim Zurücknehmen des Drucks die Schädelbasis ausdehnen; lächeln Sie sanft in diesen geweiteten Bereich hinein.

Hinterkopf »melken«

Nun rutschen Sie mit der Handschale nach oben, unter den Hinterkopf, und wiederholen dort für einige Minuten das »Melken« (→ Foto oben links). Dabei wird die Kopfhaut leicht und langsam bewegt. Achten Sie darauf, daß Sie weiter ruhig durchatmen.

Schläfen »melken«

Nun legen Sie die Daumenballen auf die Schläfen, die Finger treffen sich auf Ihrer Stirn (→ Foto oben rechts). Auch jetzt bewegen Sie die Daumenballen so, als ob Sie die Schädelknochen millimeterweise hin- und herschieben würden.

83

Palmieren – die
Hände so auf das
Gesicht legen,
daß die Augen-
höhlen vollkommen
abgedeckt sind.

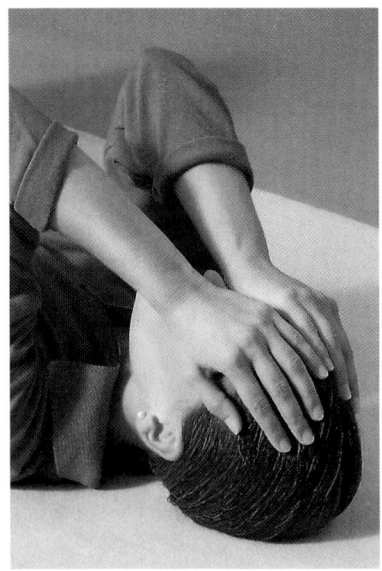

Halten Sie zwischendurch inne,
und versuchen Sie, mit Ihren
Handinnenflächen die Eigen-
bewegungen des Schädels zu
fühlen. Atmen Sie dabei tief
durch.

Palmieren

Gehen Sie in die Grundposition
im Liegen (→ Seite 52), und
reiben Sie die Hände warm.
Legen Sie jetzt die Hände so auf
Ihr Gesicht, daß die Augenhöhlen
vollkommen abgedeckt sind; die Finger liegen dabei auf Stirn und
Haaransatz (→ Foto oben). Bleiben Sie in dieser Stellung, so lange Sie
möchten, und spüren Sie, wie gut die Wärme den Augen und der
Gesichtsmuskulatur tut.
Sie werden nach einer Weile das Gefühl bekommen, als würden die
Augen langsam etwas tiefer in die Augenhöhlen hineinsinken.
Atmen Sie tief ein und mit sanften Seufzern wieder aus.

Gesichtshaut lockern

Ziehen Sie nun die Hände so weit nach unten, daß das ganze Gesicht
bedeckt ist. Bewegen Sie jetzt die Gesichtshaut, indem Sie die Haut
ganz langsam mit den Händen auf und ab schieben.
Atmen Sie ruhig durch. Bald werden Sie das Gefühl haben, als würde
Die Spannungen eine bisher unbemerkt gebliebene Anstrengung in Ihrem Gesicht weich
»wegschmelzen« werden und förmlich wegschmelzen. Fahren Sie so lange damit fort,
wie Sie möchten.
Bevor Sie die Hände entfernen, streifen Sie das Gesicht mehrmals
kraftvoll ab (→ Seite 50); schütteln Sie die Hände abschließend kräftig
aus.

»Hingabe«

Diese Übung hilft, natürliche Hingabebedürfnisse zu erfahren – oder
auch die Angst davor – und daran zu arbeiten. Die Übung durchblutet
und energetisiert den gesamten Unterleib und löst tiefe Verspannungen
des Beckenbodens. Sie ist günstig bei Menstruationsbeschwerden,
Prostatitis, hartem Bauch, Hämorrhoiden und Sexualstörungen.
Sie brauchen dafür eine dünne Decke als Unterlage und eine zweite,
fest zusammengerollte Decke.

Gehen Sie in die Grundposition im Liegen (→ Seite 52). Legen Sie sich
die Deckenrolle unter das Kreuz, der obere Bereich des Rückens und
das Gesäß liegen am Boden auf. Die Rolle muß dabei so angepaßt
sein, daß Sie keine Schmerzen empfinden. Legen Sie die Hände, die
Finger zu einer Schale verschränkt, unter die Schädelbasis, und berühren Sie mit den Ellbogen seitlich den Boden, so daß die Brust gedehnt
wird. Stellen Sie die Füße nahe am Gesäß auf. Lassen Sie die Knie
auseinanderfallen, und legen Sie die Fußsohlen zusammen. Nun beginnen Sie, die Knie und Schenkelinnenseiten aneinander anzunähern;
machen Sie das so langsam, daß Sie Minuten brauchen, bis sich Ihre
Knie schließlich fast berühren.

Üben Sie
sehr langsam

Versuchen Sie herauszufinden, ob bei einer bestimmtem Position der
Knie ein Zittern beginnen möchte. Wenn sich das Zittern einstellt, atmen
Sie tief, langsam und tönend durch. Sie werden bemerken, daß sich
die Vibration zum Becken hin ausbreiten möchte. Atmen Sie immer
wieder durch den Mund tief in den Bauch, und spüren Sie das lustvolle
»Rieseln« der Vibrationen durch Ihren Unterkörper.
Vielleicht fühlen Sie sich aufgeregt oder ängstlich angesichts dieser
eigenständigen körperlichen Vibrationen und der Empfindungen, die
dabei ausgelöst werden. In diesem Fall bringen Sie die Beine in einen
Winkel, in dem das Zittern aufhört. So vergewissern Sie sich, wie Sie
die Übung jederzeit beenden können. Auf diese Weise können Sie sich
dann zwischen Einlassen und Ausruhen hin- und herbewegen. Meist
wird aber die Wirkung dieser Übung als lustvoll erlebt.

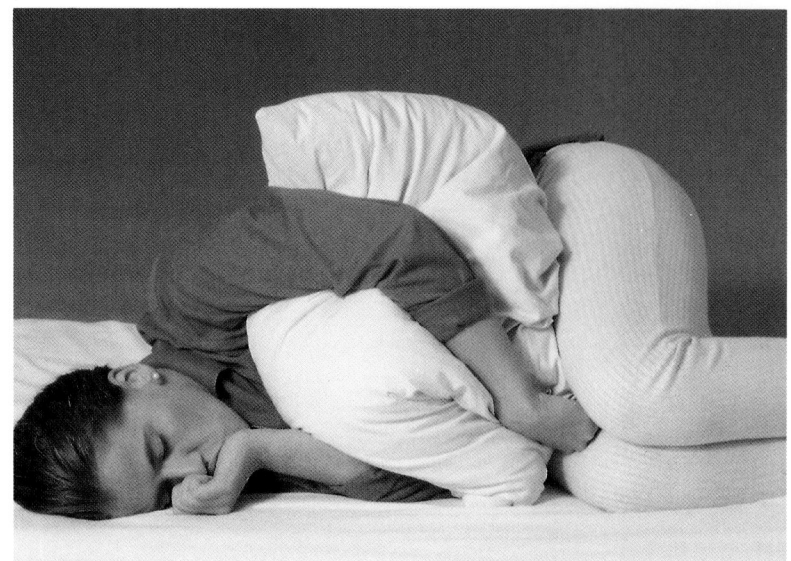

Kuscheln und Saugen – zusammengerollt wie ein Kind, verlangend und immer heftiger am Daumenballen saugen.

Kuscheln und Saugen

Diese Übung bringt Sie in Kontakt mit Ihrem kleinen inneren Kind. Sie wendet sich an Ihre frühkindlichen Bedürfnisse, genährt zu werden und sich geborgen zu fühlen – Bedürfnisse, die wir uns als erwachsene Menschen oft nur indirekt befriedigen und die selten richtig gesättigt werden. Die Übung bringt Sie in Verbindung zu Ihrem ureigenen, tiefsten Selbst.
Sie brauchen dafür ein kleines und ein größeres, dickes Kissen, eine Decke oder eine Matratze als Unterlage.

Kindliche Bedürfnisse

Rollen Sie sich aus der Grundposition (→ Seite 52) auf eine Seite, das kleine Kissen liegt dabei unter der aufliegenden Wange. Umgreifen Sie das große Kissen, drücken Sie es an Ihre Brust, und rollen Sie sich ein wie ein Kind im Mutterleib. Führen Sie jetzt den Daumenballen einer Hand an die Lippen, und beginnen Sie daran zu saugen, zuerst vielleicht etwas zaghaft, dann zunehmend heftiger und verlangend, schließlich gierig-schmatzend (→ Foto oben). Sie werden eine Anstrengung in Kehle, Gaumenboden, Kiefer und Schädelbasis bemerken; strengen Sie sich etwas an, bis Sie genug haben, und saugen oder nuckeln Sie dann wieder zart.

Bewegen Sie dabei leicht und langsam Ihre Zehen, als ob sie an Ihrem Erleben teilnehmen und dies auf diese Weise zum Ausdruck bringen. Auch kleine, an der Saugbewegung beteiligte Bewegungen der Wirbelsäule werden Ihnen helfen, sich »ganz« zu fühlen.

Tiefe
Entspannung

Sie werden bemerken, daß eine tiefe Entspannung in zuvor angestrengte Bereiche Ihres Körpers und in die Augen kommt. Schenken Sie den auftauchenden Empfindungen Ihre volle Beachtung, atmen Sie sanft durch, und erlauben Sie sich, ganz kindlich zu fühlen.

Bioenergetik im Alltag

Die bioenergetischen Übungen können Ihnen in zweierlei Hinsicht behilflich sein, auch in Ihrem Alltag besser mit sich in Fühlung zu bleiben und Anspannungen zu lösen oder sich gar nicht erst im Körper festsetzen zu lassen.

Einmal dadurch, daß Sie bei Bedarf Übungen zur Lösung körperlicher Spannungen oder zur Verarbeitung nicht abgeschlossener Erlebnisse oder Gefühle einsetzen können.

Sie lernen, mit sich umzugehen

Zum anderen dadurch, daß Sie erfahren, welche Auswirkungen regelmäßiges Üben hat auf die Art Ihres Kontakts zu sich selbst und Ihres körperlichen und emotionalen Erlebens. Im Laufe der Zeit werden Sie dann nicht nur wissen, an welchen charakteristischen »Stellen« Sie sich in bestimmten Lebenssituationen typischerweise verspannen, sondern Sie werden auch Möglichkeiten entdecken, rechtzeitig besser für sich zu sorgen und mit belastenden Situationen anders umzugehen.

Gestaute Gefühle

Wenn Sie sich angespannt oder verstimmt fühlen und merken, daß Sie nicht mehr richtig zu sich kommen oder nur noch »in Ihrem Kopf« sind, schaffen Sie sich zwischendurch Raum für eine kurze Übungsphase von 5 bis 10 Minuten.

Zwischendurch üben

Dafür eignen sich die Übungen mit der kleinen Atemrolle (→ Seite 53), oder Sie wählen zwei oder drei andere Übungen, die Ihnen guttun. Wenn Sie sich dann etwas durchgearbeitet haben, spüren Sie nach (→ Seite 38), atmen tief durch und gehen schließlich in das innere Lächeln (→ Seite 60). Vielleicht können dann die bisher »übersehenen Gefühle« ihren Raum bekommen, und Sie fühlen sich wieder im Fluß und in Verbindung mit Ihrer natürlichen Kraft und Herzlichkeit.

Sexualität

Auch in Liebe und Sexualität hängt die Tiefe Ihres Erlebens davon ab, wie sehr Sie mit Ihren Gefühlen und Ihrem Körper in Kontakt und in Einklang sind.

Erlauben Sie sich beim intimen Zusammensein mit Ihrem Partner, Atmung und Stimme auszuschöpfen. Lassen Sie sich die Zeit, die Sie beide tatsächlich brauchen. Öffnen Sie Ihre Augen, und schauen Sie sich gegenseitig immer wieder – wirklich! – an. Zeigen Sie Ihrem Partner Ihre innere Beteiligung, Ihre Lust, Kraft, Scheu, Sanftheit, Aggression und Ihre Liebe. Wenn Ihnen das Probleme bereitet, sprechen Sie miteinander darüber. Denn: Alle Gefühle sind natürlich!

Zeigen Sie Ihre Gefühle

Mit Hilfe bioenergetischer Übungen können Sie Ihre Empfindungs- und Hingabefähigkeit vertiefen. Dazu eignen sich vor allem jene Übungen, die das Becken beleben (→ Seiten 47, 58, 69, 73, 75 und 76), den Brustraum weiten (→ Seiten 53, 60 und 78) und die Beine zur Vibration bringen (→ Seiten 44, 56, 59, 67 und 85).

Sport und Fitness

Lassen Sie bei Ihren sportlichen Aktivitäten zunehmend Ihre bioenergetischen Lernerfahrungen einfließen. Oft wird, vor allem bei manchen Fitnessprogrammen, der Körper regelrecht benutzt; die Folge ist eine weitere Entfremdung vom eigenen Körper.

Führen Sie körperliche Übungen deshalb niemals mechanisch aus. Achten Sie darauf, mit leicht geöffnetem Mund tief durchzuatmen, und spüren Sie immer wieder in den Körper hinein.

Beim Sport üben

Bioenergetische Übungen können Sie mit allen Sportarten kombinieren, vor allem, wenn sich der Sport, den Sie ausüben, überwiegend auf einen bestimmten Körperbereich beschränkt. Dann empfehlen wir, im Anschluß an die sportliche Betätigung noch einige bioenergetische Übungen zu machen, die den vernachlässigten Bereich berücksichtigen. Vergessen Sie nicht, sich zum Abschluß immer einige Minuten des Nachspürens zu gönnen.

Zum Nachschlagen

Sachregister

Für Körper, Geist und Seele.

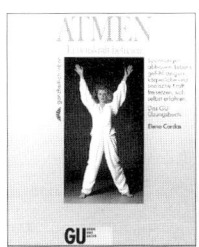

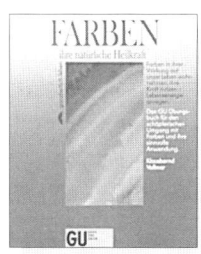

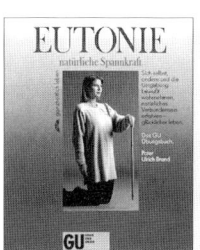

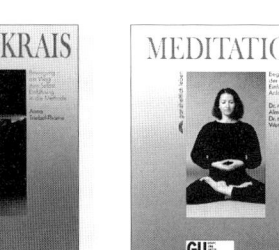

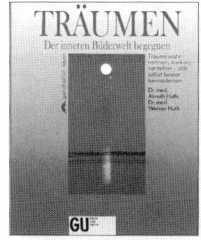

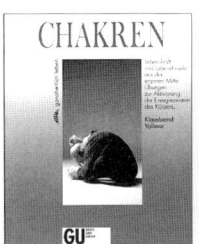

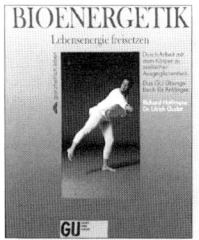

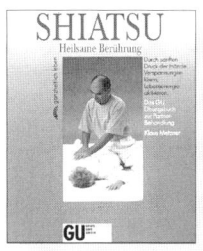

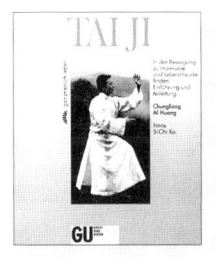

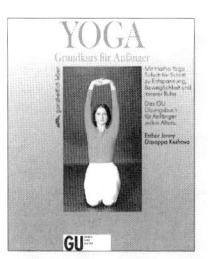

Innere Harmonie finden, im Einklang mit sich selbst sein – dieses Ziel ist so alt wie die Menschheit. Aber gerade im Zeitalter des Fortschritts scheinen wir davon oft meilenweit entfernt. Deshalb suchen immer mehr Menschen neue (und alte) Wege, um zur inneren Mitte zurückzufinden. Die **GU Ratgeber »ganzheitlich leben«** begleiten Schritt für Schritt bei dem Bemühen um Ausgeglichenheit und Lebensfreude.
19,80 DM / 155,- öS / 20,80 sfr.
24,80 DM / 194,- öS / 25,80 sfr.

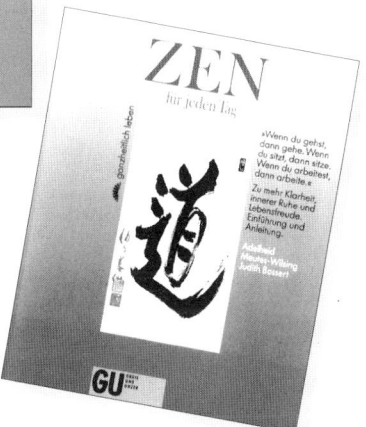

Mehr draus machen.
Mit GU. GU GRÄFE UND UNZER

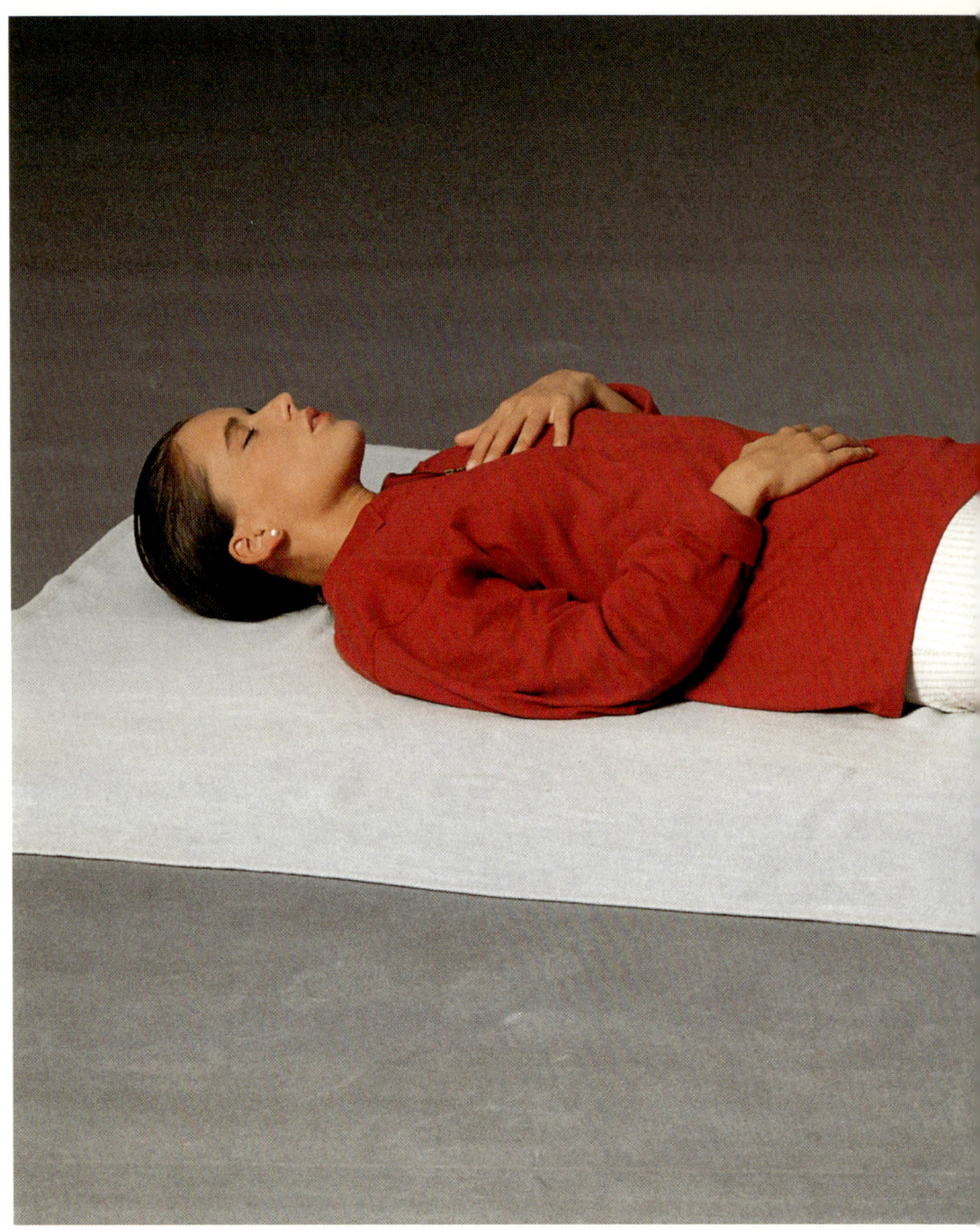

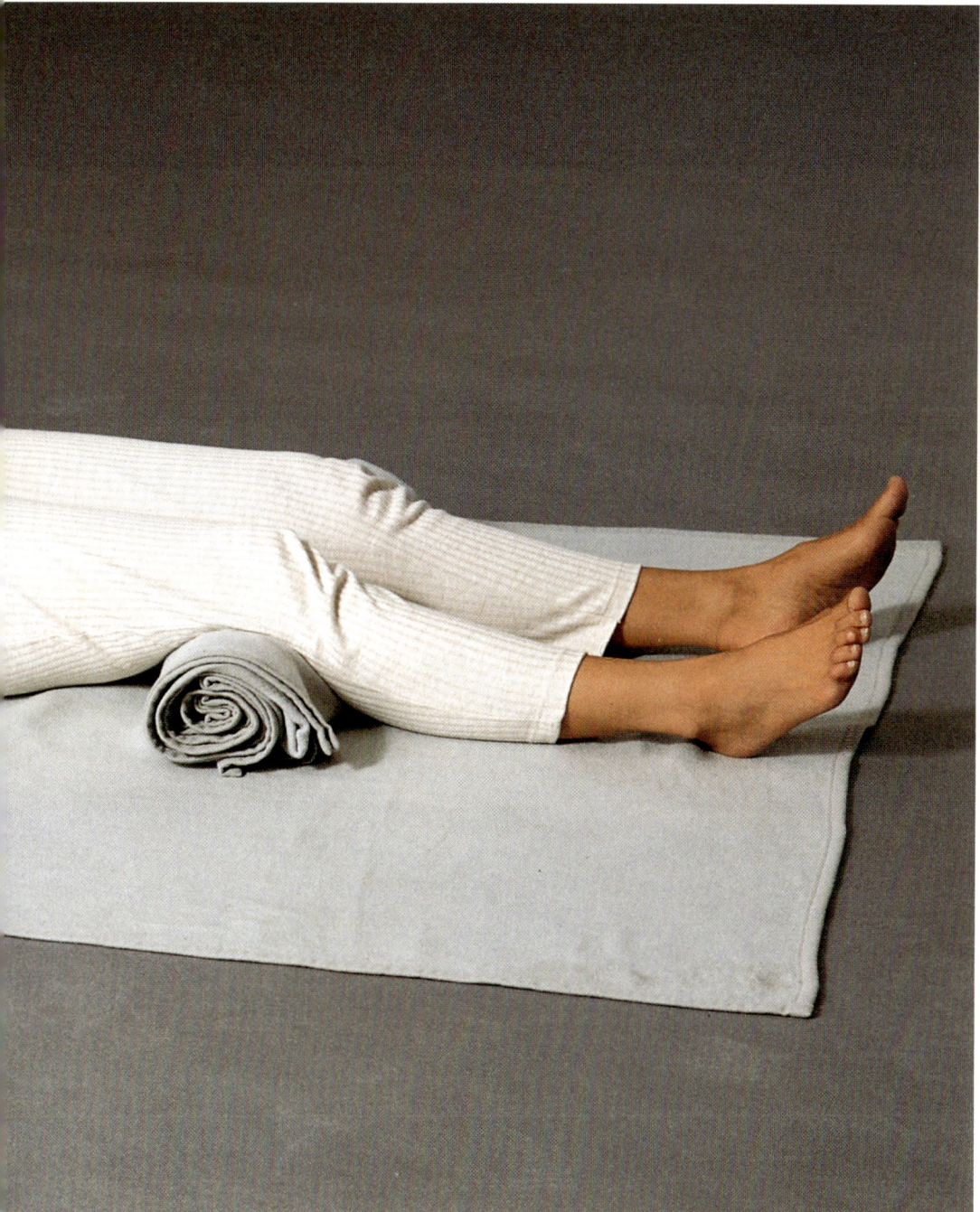

Adressen, die weiterhelfen

Die folgenden Bioenergetik-Institute sind dem »International Institute for Bioenergetic Analysis«, New York, Leitung Alexander Lowen, angeschlossen und berechtigt, Ausbildungen in Bioenergetischer Analyse durchzuführen.
Über diese Institute können Sie gegen **Einsendung eines adressierten und frankierten Rückumschlags** Informationen zu Wochenendseminaren, Übungsgruppen und Anschriften zertifizierter, bioenergetisch arbeitender Psychotherapeuten erhalten:

Gesellschaft für Bioenergetische Analyse
Metzerstraße 12
33607 Bielefeld

Norddeutsches Institut für Bioenergetische Analyse
Postfach 1422
32602 Vlotho

Institut für Bioenergetische Analyse Rheinland e.V.
Postfach 612
52007 Aachen

Deutscher Verband für Bioenergetische Analyse
Auf dem Hirschberg 3
53225 Bonn 3

Stuttgarter Gesellschaft für Bioenergetische Analyse
Postfach 1216
69221 Dossenheim

Münchner Gesellschaft für Bioenergetische Analyse e.V.
Adelgundenstraße 11
80538 München

Schweizerische Gesellschaft für Bioenergetische Analyse und Therapie
c/o Szabó
Oberwilerstraße 16
CH – 4103 Bottmingen

Bücher, die weiterhelfen

David Boadella, *Befreite Lebensenergie*; Kösel Verlag, München

Alexander Lowen, *Angst vor dem Leben. Über den Ursprung seelischen Leidens und seine Überwindung*; Goldmann Verlag, München

Alexander Lowen, *Bioenergetik – Therapie der Seele durch Arbeit mit dem Körper*; Rowohlt Verlag, Reinbek bei Hamburg

Alexander Lowen, *Depression*; Kösel Verlag, München

Alexander Lowen, *Freude. Die Hingabe an den Körper und das Leben*; Kösel Verlag, München

Alexander Lowen, *Liebe, Sex und dein Herz*; Rowohlt Taschenbuch-Verlag, Reinbek bei Hamburg

© 1993 Gräfe und Unzer Verlag GmbH, München
Alle Rechte vorbehalten. Nachdruck, auch auszugsweise, sowie Verbreitung durch Film, Funk und Fernsehen, durch fotomechanische Wiedergabe, Tonträger und Datenverarbeitungssysteme jeder Art nur mit schriftlicher Genehmigung des Verlages.

Redaktion: Michael Kurth
Lektorat: Christine Pfützner
Fotos: Christophe Schneider
Layout: Ludwig Kaiser
Typographie: Robert Gigler
Herstellung: Felicitas Holdau
Umschlaggestaltung:
Heinz Kraxenberger, Ludwig Kaiser
Reproduktionen:
Gebr. Czech & Partner
Druck: Eberl
Bindung: Franz Kraus Druckverarbeitung

ISBN 3-7742-1787-4

Auflage	6.	5.	4.	3.	2.
Jahr	98	97	96	95	94